O DESPERTAR PARA O OUTRO

Dados Internacionais de Catalogação na Publicação (CIP)
(Câmara Brasileira do Livro, SP, Brasil)

Costa, Clarice Moura.
   O despertar para o outro: musicoterapia / Clarice Moura
Costa. – São Paulo: Summus, 1989.

   Bibliografia.
   ISBN 978-85-323-0362-2

   1. Musicoterapia I. Título.

	CDD-615.85154
89-1477	NLM-WB 550

Índice para catálogo sistemático:

1. Musicoterapia   615.85154

Compre em lugar de fotocopiar.
Cada real que você dá por um livro recompensa seus autores
e os convida a produzir mais sobre o tema;
incentiva seus editores a encomendar, traduzir e publicar
outras obras sobre o assunto;
e paga aos livreiros por estocar e levar até você livros
para a sua informação e o seu entretenimento.
Cada real que você dá pela fotocópia não autorizada de um livro
financia o crime
e ajuda a matar a produção intelectual de seu país.

O DESPERTAR PARA O OUTRO
musicoterapia

Clarice Moura Costa

summus editorial

O DESPERTAR PARA O OUTRO
Musicoterapia
Copyright © 1989 by Clarice Moura Costa
Direitos desta edição reservados por Summus Editorial

Capa: **Odile M. Tresca**

Summus Editorial
Departamento editorial
Rua Itapicuru, 613 – 7º andar
05006-000 – São Paulo – SP
Fone: (11) 3872-3322
http://www.summus.com.br
e-mail: summus@summus.com.br

Atendimento ao consumidor
Summus Editorial
Fone: (11) 3865-9890

Vendas por atacado
Fone: (11) 3873-8638
e-mail: vendas@summus.com.br

Impresso no Brasil

À musicoterapeuta
Martha Negreiros de Sampaio Vianna

À assistente social
Haydée Cravo de Almeida

Ao psiquiatra
Leonardo Ferreira de Azevedo e Silva,

amigos queridos e grandes companheiros de trabalho e
pesquisa.

Ao meu marido e meus filhos Henrique, Maurício, An-
tônio Paulo, Pedro e Virgínia,
por seu carinho e paciência.

AGRADECIMENTOS

Ao Professor Eustachio Portella Nunes que, na qualidade de Diretor do Instituto de Psiquiatria da UFRJ, deu o maior apoio e incentivo ao nosso projeto, privilegiando-o com o prestígio de seu nome.

Ao professor João Ferreira da Silva Filho, personalidade sempre voltada para a produção de novos saberes, pelo inestimável e imprescindível estímulo para a realização deste trabalho.

À Professora Eva Nick, pela generosidade de compartilhar conosco seus conhecimentos, propiciando-nos uma maior aproximação com a metodologia da pesquisa.

Aos Drs. Wilson Chagas de Araújo e João José Pereira da Silva, técnicos da Finep, que acreditaram em nosso trabalho, tendo acima de tudo demonstrado permanentemente sua solidariedade e amizade.

A Maria Clara Schiefler da Cunha Forster, pela riqueza das sugestões e colaboração na execução deste trabalho.

A Dalila Fernandes de Oliveira, pela cooperação e boa vontade apresentados na execução dos serviços de datilografia.

À equipe que comigo realizou esta pesquisa, sempre presente, com grande interesse, participação e entusiasmo, nada mais justo do que a ela dedicar este livro.

SUMÁRIO

Prefácio 9

Introdução 13

Cap. I — Até o século 19 17

Cap. II — O panorama atual 33

Cap. III — A trajetória de um pensar 51

Cap. IV — Música e linguagem 59

Cap. V — O prazer como terapia 73

Cap. VI — A abertura de canais de comunicação 79

Cap. VII — Perspectivas 89

Anexos: I — Como se desenrola uma sessão de musicoterapia 93

II — A testificação musical 108

III — Evolução de pacientes 116

Bibliografia 123

PREFÁCIO

"Olhando o passado da musicoterapia, esta se apresenta eternamente criança, ensaiando seus primeiros passos. Qual Bela Adormecida é despertada inúmeras vezes pelo príncipe da esperança e volta novamente ao sono, pelo poder do desencanto... O século 20 vê mais um despertar da musicoterapia e suas tentativas de se firmar e sair caminhando..."

Assim, Clarice Moura Costa inicia o seu último capítulo "Perspectivas" do livro *O despertar para o outro*.

Quando este final de século em nosso País, vem carregado de desesperanças e de sombrias perspectivas, a autora cita um conto de fadas como saída para a abertura de novos caminhos da musicoterapia.

Já era hora de algum musicoterapeuta brasileiro ter a coragem de despertar do sono e expor o seu trabalho de anos numa área ainda tão desconhecida da nossa sociedade.

A arte ainda é vista, por muitas pessoas, apenas como algo que nos dá prazer ou lazer; como inatingível, quando vista como realização ou criação dos artistas ou "mitos"; quando ligada à educação, é considerada supérflua e, quando ligada à terapia, sem grande importância científica.

O significado mais importante na musicoterapia é que ela trabalha com a matéria música, altamente expressiva, inerente ao ser humano, capaz de produzir emoções, reações, formas de sentir, de inteligência sensível e especulativa.

Uma das grandes contribuições de Freud à filosofia da mente está na compreensão de que o comportamento humano não é apenas uma estratégia para obter alimentos, mas também uma linguagem; que todo o movimento é, ao mesmo tempo, um gesto. Freud levou suas teorias bastante longe para efetuar, à luz delas, um relevante e promissor estudo psicológico das ações "impráticas" — ritos, formalidades, dramatizações e, sobretudo *as artes* (S. Langer).

Sendo uma das artes de ação "imprática", ou melhor, não práticas, a música é vital para o ser humano.

Historicamente ela está presente desde o nascimento do homem em todas as culturas das diferentes civilizações, tanto as ocidentais como as orientais.

A procura de uma "nova" proposta que contribua para o equilíbrio bio-psicossocial do indivíduo, tem encontrado na Musicoterapia uma saída, pois cada vez mais a arte e a ciência têm se aproximado, tentando a ciência aceitar a característica da subjetividade da arte junto à objetividade da ciência.

Clarice Moura Costa demonstra, no Capítulo I, a trajetória da utilização da música nos diferentes períodos da História, assim como a sua presença e função ligada à cura de enfermidades e sua ajuda na compreensão e aceitação de fenômenos da natureza e de ordem emocional, quando a lógica e a razão não dão conta de explicar.

Nos Capítulos V — "O prazer como terapia" e VI — "A abertura de canais de comunicação", percebemos a importância da Musicoterapia como uma proposta a ser mais defendida e discutida no Brasil, uma vez que trabalhar com a música desperta o prazer e rompe bloqueios de contato em níveis mais profundos, podendo-se estabelecer — quase de imediato — canais de expressão, facilitando o emergir de situações emocionais conflitantes, que em outras formas de terapia levaria muito mais tempo para surgir.

O fazer musical implica o uso do consciente e do inconsciente, do objetivo e do subjetivo, do real e do imaginário, do prático e do imprático.

"Nossa vivência de mundo é sempre simbólica, e a partir dela é que separamos, ou seja, discriminamos os fatores subjetivos e objetivos que determinam nossa conduta... Os símbolos são o oxigênio da mente. Querer reduzi-los a seus componentes objetivos, asfixia o ser..." (C. Byington).

A música, sendo um símbolo consciente e inconsciente, é facilitadora da relação, porque além do verbal, ela manipula e lida com a expressão não verbal. O princípio do "fazer musical", tocar, cantar, dançar, ouvir, é muitas vezes o princípio do prazer, sendo este o elo forte que se estabelece entre paciente e musicoterapeuta, que vai além da comunicação através da palavra, atingindo a comunicação do sentir e da expressão individual.

O livro de Clarice surge no momento exato em que três cursos de formação de musicoterapeutas, a nível de graduação, já estão funcionando em nosso País. E este ano começa o primeiro curso de pós-graduação, a nível de especialização. É muito escassa a bibliografia de musicoterapia em português e *O despertar para o outro* virá dar estímulo a que outros musicoterapeutas publiquem suas experiências e suas perspectivas neste campo.

Gostaríamos também de solicitar aos órgãos de financiamento de pesquisas que seguissem o exemplo da Finep que, ao financiar a experiência de duas musicoterapeutas no Instituto de Psiquiatria da UFRJ, possibilitou a realização deste livro.

O despertar para o outro presta também a sua homenagem indireta aos músicos, psiquiatras, educadores, artistas, que desde os anos 50 acreditaram e continuam acreditando no significado e importância da música na melhoria da qualidade de vida do ser humano, abrindo espaços, propiciando as mais diversas experiências nas áreas de arte/educação, educação musical, reabilitação, deficiência mental, psiquiatria.

Liddy Mignone, Helena Antipoff, Augusto Rodrigues, Amália Conde, Nise da Silveira, Jacques Niremberg, Gabrielle de Souza e Silva, Dóris Carvalho, Roland Benenzon, são pessoas que estarão sempre ligadas à musicoterapia no Brasil.

Que cada despertar da musicoterapia neste século 20 venha enriquecido da criatividade que o inconsciente gera durante o sono e produza no seu trabalho as possibilidades de descobertas de novos caminhos na experiência expressiva da vida do homem.

Cecília Conde

INTRODUÇÃO

Uma das questões centrais da moderna psiquiatria é a busca de tratamento para as psicoses, particularmente a esquizofrênica, como diz Szasz, o símbolo sagrado da psiquiatria. Muito se tem escrito sobre as esquizofrenias sob os mais diversos enfoques, da fenomenologia à psicanálise, numa tentativa de compreensão da loucura. Mas, apesar dos esforços, os prognósticos continuam reservados.

A psicofarmacologia representa um dos passos mais importantes no sentido de controlar os quadros psicóticos, mas conseguiu apenas atenuar o problema, sem significar efetivamente uma solução. A psicanálise, de acordo com Portella Nunes, contribuiu de forma notável para desvendar os mecanismos psicóticos, mas não tem se revelado suficientemente eficaz no seu tratamento, como já supunha Freud.

Com uma consciência aguda do problema a ser resolvido, o Instituto de Psiquiatria da UFRJ mantém uma tradição de estimular práticas e estudos inovadores no que se refere à atenção ao psicótico. Além da psiquiatria propriamente dita, vem oferecendo espaço para a atuação e produção de conhecimentos nos campos da psicologia, terapia ocupacional, serviço social, teatro terapêutico e todos aqueles que apresentam propostas sérias de tentar contribuir para a solução de tão grave problema. Suas portas foram abertas aos primeiros estagiários do Curso de Formação de Musicoterapeutas há mais de uma década, para treinamento dos alunos que visavam se dedicar ao trabalho na área psiquiátrica.

Por este espírito de compromisso com a busca do novo, da ampliação dos saberes, o Instituto apóia, já há vários anos, a equipe de profissionais que vêm desenvolvendo pesquisas para o embasamento e aprofundamento teórico de uma disciplina cuja prática vinha indicando ser útil para a minoração da sintomatologia esquizofrênica. Os estudos aqui desenvolvidos procuram mostrar que a música é uma linguagem, com características próprias, permitindo a expressão de conteúdos internos. Considerando-se relevantes os fatores emocionais na etiologia da doença mental, é fundamental encontrar uma linguagem que permita a expressão de sentimentos e emoções, de forma apreensível pelo outro. Em virtude dos distúrbios de pensamento, nos quadros esquizofrênicos, que dificultam a comunicação verbal, levanta-se a hipótese de que a música possa ser esta linguagem.

A musicoterapia se apresenta, nas últimas décadas deste século, como uma proposta nova, que ainda tenta se firmar e dar os primeiros passos para adquirir um *status* científico. Apesar deste sabor de novidade, a música vem sendo empregada com objetivos terapêuticos desde os primórdios da civilização. Inicialmente com um caráter mágico-religioso e posteriormente com pretensões "racionais" ou "científicas". São encontradas referências ao seu uso em todos os séculos entre povos e civilizações diversas. O que cria aparente novidade é o fato curioso de não se perceber uma evolução na história "racional" da musicoterapia, que no entanto perdura sempre em seu cunho mágico. A musicoterapia, enquanto ciência, apresenta sístoles e diástoles, aparecendo envolta em entusiasmo e desaparecendo sem deixar rastros que mostrem a acumulação de conhecimentos, permitindo um desenvolvimento coerente. A cada irrupção, a música é saudada como uma esperança promissora da cura de males diversos e, aos primeiros revezes, abandona o palco derrotada.

Este fenômeno talvez possa ser explicado pelo fato de a música ser atribuição de "artistas", que confiam mais na intuição do que na ciência, provocando a desconfiança dos estudiosos que acreditam exclusivamente nos métodos ditos "científicos", baseados, a partir do século 19, nas chamadas "ciências exatas ". Hoje em dia a dicotomia arte/ciência tende a desaparecer, no sentido de que, cada vez mais, é aceita a presença da subjetividade, característica da arte, na objetividade da ciência. Por outro lado, recursos tecnológicos e científicos são incorporados na produção da arte contemporânea. No campo das ciências humanas, os estudos qualitativos se posicionam lado a lado com os quantitativos e a cientificidade é considerada pelo rigor das observações feitas, muito mais do que pelo número de casos observados.

Outra possível explicação para a descontinuidade dos estudos da música enquanto terapia é a inexistência, no passado, de cursos e escolas para formar musicoterapeutas, o que só teve início em meados deste século. As iniciativas de tratar pela música eram individuais ou de pequenos grupos e a falta de êxito destas tentativas fadava o material produzido ao esquecimento. Cada vez que a música ressurgia no cenário dos tratamentos, aparecia ligada às tendências médicas da época e não baseada nos conhecimentos anteriormente adquiridos. Daí a importância da preservação da história, permitindo correlacionar as atuais correntes musicoterápicas aos sucessos e insucessos do passado.

Um fator importante para o desenvolvimento de qualquer campo de conhecimento é a possibilidade de registro. A notação musical, além de ter se modificado bastante no decorrer dos séculos, sempre foi insuficiente para traduzir a música. Basta ver os esforços feitos pelos adeptos da música antiga, para restabelecer o espírito da música medieval, renascentista e barroca, que chegou aos nossos dias adulterado pela influência do romantismo. Atualmente as facilidades para gravações tendem a permitir um estudo mais profundo da própria música e de suas relações com o ser humano.

Para o desenvolvimento de uma visão mais profunda da musicoterapia, torna-se necessário rever o passado em busca de um prognóstico para o futuro, evitando cair nos mesmos erros e aproveitando as experiências bem-sucedidas. É ainda mais importante tomar conhecimento dos movimentos de idéias atuais, que enriqueçam ou contradigam as hipóteses levantadas. É este o objetivo do presente trabalho.

CAPÍTULO I

ATÉ O SÉCULO 19

Desde tempos imemoriais, os homens buscam a cura dos males do corpo e do espírito, à luz das crenças de cada época, consideradas na ocasião como verdades incontestes e explicação legítima dos fatos. No entanto, o exame histórico mostra que as noções de saúde e doença, de normalidade e anormalidade, de etiologia das moléstias, transformaram-se através dos tempos. Os fenômenos médicos, de acordo com Cumston, são explicados por três tendências sucessivas — a primeira, atribui a doença à intervenção de poderes superiores; a segunda, explica-a por entidades ou forças factícias e a terceira, por fenômenos naturais.

A primeira e mais remota destas tendências busca explicações mágico-religiosas para a doença e sua cura. A segunda, denominada pelo autor de "medicina metafísica", procura encontra a "essência" da doença, em vez de determinar seus fatores e suas causas naturais, o que vem a ser o objetivo da terceira tendência. As duas últimas podem ser agrupadas sob a denominação de "medicina racional", em contraposição à "medicina mágico-religiosa". Ainda segundo Cumston, com o correr do tempo, as três tendências se misturaram, formando um amálgama em que cada uma entra em proporções diversas, de acordo com o espírito prevalecente na época. Até mesmo em nossos dias, em que se cultua o cientificismo, encontram-se traços das outras tendências nas diversas correntes que procuram explicar a enfermidade.

Os povos primitivos acreditavam que o mundo era povoado por um número incomensurável de espíritos, responsáveis pelos fenômenos naturais. Estes espíritos, do bem e do mal, animavam todos os reinos da natureza e, se provocados, desencadeavam seus malefícios ou benefícios sobre a humanidade.

Na tentativa de submeter as forças que dominavam a natureza à sua vontade, para proteger-se dos perigos sobrenaturais, o homem desenvolveu procedimentos especiais, a fim de entrar em contato com os espíritos, procurando influenciá-los para atrair suas bênçãos ou evitar sua ira.

Nos povos mais primitivos, revestia-se de especial significação o totem, geralmente um animal considerado pelos membros do clã como um antepassado e um espírito benfeitor, que os protegia de toda sorte de perigos que rondavam sobre o mundo. De tempos em tempos, celebravam-se festas em que eram imitados os movimentos, sons e outras peculiaridades deste protetor, através de cantos e danças rituais. Os indivíduos descendentes do totem julgavam sagrado ou tabu o animal totêmico, devendo respeitar as proibições de matá-lo, comer sua carne ou usá-lo para qualquer fim. As transgressões em relação ao totem ou o rompimento de outros tabus provocavam a fúria dos espíritos, desencadeando moléstias e até mesmo a morte. O tratamento dos doentes cabia ao feiticeiro, que procurava apaziguar, conquistar, intimidar o causador da enfermidade, usando tanto procedimentos que se mostrassem eficazes nas relações humanas, quanto procedimentos mágicos. Entre os últimos incluíam-se as danças e músicas cerimoniais.

Até hoje são encontradas estas "músicas de cura" nas pajelanças dos índios brasileiros. O pajé ou feiticeiro canta ininterruptamente, para o espírito que está causando a doença, uma melodia de estrutura repetitiva, mas que apresenta pequenas modificações no ritmo, na melodia e nas palavras. A tribo acompanha seu cantar, que pode durar muitas horas ou, mesmo, dias. Os membros da tribo alternam-se, parando para descansar, mas o feiticeiro não interrompe seu canto enquanto não derrota o espírito causador da doença, obrigando-o a retirar-se.

Como o homem primitivo não atribuía a doença a um transtorno do organismo do doente, o meio curativo não se dirigia à pessoa, mas tão-somente ao espírito maligno, sendo o corpo e a alma do doente apenas o terreno passivo do embate. Apesar de a música ser usada somente como meio de comunicação e domínio sobre o espírito da enfermidade, é possível que afetasse o próprio paciente, produzindo efeitos psicológicos ou catárticos, que pode-riam influir na cura.

É na antiga Grécia que surge uma atitude racional face à doença. Pode parecer ociosa a referência a um período tão remoto. No entanto, é nessa época que se delineiam os princípios que nortearam, durante muitos séculos, a civilização ocidental, sendo dignos de nota até nossos dias. A própria medicina baseou-se, até o século 17, nos escritos dos antigos gregos e seus discípulos.

Segundo Morente, os gregos foram "os descobridores da razão, os que pretenderam que, com a razão, com o pensamento racional, se pode encontrar o que as coisas são, se pode averiguar o último fundo das coisas", discernir o que tem uma existência real daquilo que é apenas aparente. Procuravam, através de um saber racional, reflexivo, conhecer a essência de todas as coisas, inaugurando o que Cumston chamou de tendência metafísica, para explicar os fatos médicos. Homero, na *Odisséia*, refere-se aos médicos como pessoas que exerciam uma profissão determinada e caracterizada. Os médicos não são os sacerdotes e os sacerdotes não preenchem nenhuma de suas funções.

Os primeiros filósofos procuravam encontrar os elementos que constituíam a natureza e o homem. A doença consistia no desequilíbrio destes elementos (por exemplo: frio e calor, umidade e secura, etc.), que deveriam ser reequilibrados, a fim de devolver a saúde ao ser humano.

A figura mais importante para o progresso da medicina grega — e que talvez seja o responsável pela criação das bases de toda a medicina ocidental — é, indubitavelmente, Hipócrates, que coaduna as tendências metafísica e natural na explicação dos fatos médicos. Foi ele, dentre os antigos, quem melhor conheceu, melhor aplicou e mais desenvolveu o método experimental. Acreditava que a hereditariedade, o clima, as estações do ano e a predisposição constitucional eram as principais causas das doenças. Estes fatores mórbidos provocavam mudanças nas proporções dos quatro humores do organismo humano: o sangue, a fleugma, a bile negra e a bile amarela, que correspondiam ao calor, frio, umidade e secura. Encontram-se em seus escritos descrições detalhadas de doenças, hoje consideradas psiquiátricas. Fala dos delírios como uma perturbação da razão (acompanhados ou não de febre), e da epilepsia, embora de forma menos clara. Sua semiologia baseava-se em sinais e sintomas que permitiriam estabelecer o prognóstico e a terapêutica.

Como todo grego, Hipócrates tinha o culto da harmonia — para eles os aspectos mórbidos eram de importância menor, face ao equilíbrio total de estado psicossomático, que constitui a "natureza" do homem. A "natureza", para Hipócrates, é um princípio simples em sua essência, múltiplo em seus efeitos e significa o conjunto de forças que dirige e regula todos os seres e todos os fenômenos. A "natureza" do homem é o próprio homem, sua forma de sentir, agir, reagir. O objetivo supremo da "natureza" humana é, além de sua conservação, manter o homem em um estado que favoreça o aperfeiçoamento de seu espírito. A doença era a manifestação de uma crise da natureza e a observação dos sinais e sintomas indicava que, em alguns casos, a natureza era forte, sendo suficiente para triunfar sobre os aspectos mórbidos; em outros, sendo fraca, deveria ser assistida pelo médico; os casos mais complexos e difíceis seriam aqueles em que as crises apresentavam irregularidade e falta de ordem, o que, por dificultar a ação da natureza, indicava a necessidade de ajudá-la, regulando-a e dirigindo-a.

Hipócrates teve numerosos seguidores e sucessores, que acreditavam ser a doença sempre psicossomática, implicando uma desarmonia da natureza humana. No restabelecimento do equilíbrio perdido, a música, por ser ordem e harmonia dos sons, desempenhava tanto a função de provocar a depuração catártica das emoções, quanto a de enriquecer a mente e dominar as emoções através de melodias que levam ao êxtase.

Os estudos gregos sobre a música e a física dos sons levaram a alguns princípios que perduram até hoje. Atribui-se a Pitágoras a fixação dos intervalos de oitava, quarta e quinta justas do atual sistema tonal. O sistema musical grego funda-se nos diversos *modos*, que são seqüências de notas contendo um sentido matemático, específico a cada um destes modos. A música grega era, principalmente, melódica, sendo a emoção musical despertada pela seqüência intervalar e pelo ritmo.

Os gregos definiram seis ritmos fundamentais, combinando durações breves e longas, considerando todos os demais ritmos como variações destes. São eles:

3 unidades de tempo — troqueu
                — iambo
4 unidades de tempo — dáctilo
                — anapesto
5 unidades de tempo — peão
6 unidades de tempo — jônis.

Os ritmos possuíam um significado definido e expressavam disposições emocionais: austera, beligerante, festiva, voluptuosa, terna, apaixonada, entusiasmada e sobrenatural, obtidas por combinações dos ritmos fundamentais.

Acreditavam também os gregos que cada modo produzia um efeito específico sobre o ouvinte. Segundo a classificação de Casiodoro,

> "o modo dório se relaciona com a modéstia e a pureza; o modo frígio estimula a combatividade; o modo eólio recompõe transtornos mentais e induz ao sono; o modo jônio estimula os intelectos melancólicos e provoca o desejo de objetos celestiais; o modo lídio alivia as almas oprimidas por preocupações".

No uso terapêutico, os modos são combinados com os ritmos, de modo a produzir determinados resultados nos doentes submetidos à audição musical. Sigerist, em *Civilization and Disease*, afirma que o processo "era uma espécie de psicoterapia, que atuava sobre o corpo mediante a alma", uma vez que os médicos gregos procuravam "restabelecer o equilíbrio perdido com remédios para o físico e a música para o mental". Ao lado dos relatos sobre o uso da música como tratamento, encontram-se também autores cautelosos, céticos ou, mesmo, aqueles que condenam tal uso, o que continua ocorrendo até nossos dias.

Paralelamente ao emprego da música em tratamentos "racionais", os tratamentos religiosos nunca deixaram de existir. Apolo, o deus da medicina, é também o deus da música, sendo invocado nos casos de enfermidades, através de recursos musicais em cerimônias. As cerimônias eram conduzidas por sacerdotes que cantavam para agradar aos deuses da doença e receber sem favores, tentando fazer com que indicassem a causa da doença e o meio de cura. Parece que os sacerdotes não executavam instrumentos, o que cabia aos flautistas e demais músicos do templo.

A concepção racional da doença, desenvolvida pelos antigos gregos, foi assinalada pelo Império Romano, persistindo até sua queda. O período de decadência de Roma é marcado por uma profunda interpenetração das tendências metafísicas e religiosas e o tratamento das doenças passa a consistir na aplicação das drogas mais bizarras, acompanhadas de práticas mágicas.

A Idade Média caracteriza-se pela hegemonia do cristianismo, tendo a Igreja Católica se transformado numa espécie de poder supranacional, acima das frágeis monarquias européias. O cristianismo, ao se tornar um poder ligado ao Estado, opôs-se às práticas anteriores, mas, na tentativa de evitar as superstições, sufocou ao mesmo tempo o desenvolvimento dos estudos médicos. O tratamento dos doentes passa a ser dispensado nos conventos, voltando-se o maior interesse dos sacerdotes para a salvação das almas, em detrimento dos corpos dos enfermos.

Esta foi a era da medicina religiosa e da caça às bruxas. A loucura era encarada como possessão demoníaca e os padres tratavam-na através de exorcismos, chegando a rejeitar qualquer outro meio de tratamento. Aqueles que não eram curados, eram inexoravelmente condenados à fogueira. O uso médico da música desaparece, persistindo seu emprego religioso. Apesar das proibições da Igreja em relação à música e a diversos instrumentos (como, por exemplo, a harpa) em seu recinto, as festas profanas se davam no adro das igrejas, com mulheres cantando e dançando.

Com o domínio da Igreja, a herança cultural dos séculos anteriores fica adstrita aos conventos, que mantinham em suas bibliotecas textos greco-latinos, sendo vedado aos fiéis o acesso a eles. A antiga cultura laica é considerada ameaçadora para a salvação das almas do comum dos mortais, só sendo permitido seu conhecimento a alguns poucos membros esclarecidos da hierarquia da Santa Madre Igreja. O movimento de modificação deste estado de coisas partiu de dentro da própria Igreja, vindo a culminar com a Reforma, que questionava até a infalibilidade do Papa, ao interpretar as Escrituras e determinar o que seria ou não permitido aos fiéis, em função de sua salvação.

No século 11 surgem as primeiras escolas médicas, que retomam as tradições greco-latinas, porém bastante impregnadas pelo código religioso. Uma das mais antigas, a de Montpellier, tinha seu corpo médico composto, em grande parte, por padres e clérigos. Sua fama e o florescimento dos conhecimentos científicos aí desenvolvidos atraem pessoas de outras partes do mundo, levando o Cardeal Conrad d'Hurach, legado do Papa Honório III, a proclamar, em nome do poder inconteste que lhe vinha da Santa Sé, os estatutos da Faculdade de Medicina, restringindo abusos e impedindo a concorrência de práticos, cuja ausência de conhecimentos científicos e de escrúpulos lesavam os interesses dos profissionais.

O século 12 é marcado pelo surgimento das universidades, atendendo ao novo desejo de conhecimentos, e essas estimularam o pensamento especulativo em filosofia e teologia, de acordo com o sentimento religioso da época. A música fazia parte do currículo normal da universidade, em virtude de sua ligação com a teologia, como assunto prático, e com a matemática, parte da filosofia, como ilustração. A Igreja assume a tarefa de moldar a forma e o uso da música, para evitar influências perniciosas sobre a alma dos mortais, reconhecendo o poder dos modos musicais de provocar comportamentos e emoções.

Encontramos, no século 14, na Bula "Docta Sanctorum", do Papa João XXII, uma ilustração do temor da Igreja de que a música desvirtuasse a atitude dos verdadeiros cristãos, despertando sentimentos ímpios:

> "Certos discípulos da nova escola, ocupando-se muito com a divisão medida dos *tempora*, exibem sua prolação em notas novas para nós, preferindo inventar novos métodos próprios a continuar cantando à maneira antiga. (...) Ademais, prejudicam a melodia com acréscimos, perturbam com solfejos e às vezes enchem-na com partes superiores constituídas de canções seculares (...) Estão inteiramente ofuscados os modestos graus de subida e moderadas descidas do cantochão (...) As incessantes idas e vindas das vozes, intoxicando mais que acalmando o ouvido, enquanto os cantores, por sua vez, tentam comunicar a emoção da música por seus gestos. A conseqüência de tudo isso é que a devoção (...) é negligenciada, e a distração, que devia ser evitada, aumenta".

O Papa proíbe este método de fazer música, concedendo, no entanto, que "em dias festivos ou celebração solene da missa", sejam usadas as consonâncias em oitavas, quintas e quartas, mantendo "intacta a integridade do canto (...)". Utilizadas desse modo, as consonâncias seriam, mais do que qualquer outra música, suavizadoras para o ouvinte e inspiradoras de sua devoção, sem destruir o sentimento religioso no espírito dos cantores.

No século 13 voltam a surgir referências à música como tratamento para algumas moléstias, notadamente para as "epidemias de dança" ou "coreomania". Tal doença, que hoje parece ser encarada como uma manifestação de histeria coletiva, era atribuída à possessão demoníaca e suas vítimas eram tratadas através de exorcismos. Os sacerdotes dirigiam também orações a São Vito, o patrono desta enfermidade, pedindo sua bênção para os doentes. Estas epidemias se alastraram pela Europa e, depois de algum tempo, chegou-se à conclusão de que o cansaço prematuro fazia cessar a loucura dançante e propôs-se fazer os doentes bailarem ao compasso de músicas aceleradas, produzidas por flautas, oboés e tambores. Ainda neste século, encontramos nos escritos do monge Bartholomeus Anglicus, autor de obra enciclopédica tratando de teologia e todos os demais conhecimentos da época, as seguintes normas para o tratamento dos melancólicos:

"A melhor medida, para eles, é atá-los, a fim de que não lhes seja possível ferir-se nem ferir os demais; deve-se acalmar e refrescar estes doentes; afastá-los de qualquer preocupação; deve-se distraí-los com instrumentos de música e dar-lhes alguma ocupação durante uma parte do dia".

Os movimentos de idéias iniciados nas universidades, os movimentos de rebeldia contra o poder da Santa Sé, começam a libertar o pensamento da ortodoxia religiosa, que pregava como única realidade absoluta a vida futura das almas, cuja salvação deveria ser perseguida durante a vida terrena. Com a dissolução dos princípios religiosos, termina a Idade Média, cujo fim não tem uma data precisa, embora haja um consenso em considerar a queda do Império Romano do Oriente, em 1453, como o marco inicial de um novo período: o Renascimento.

O Renascimento foi essencialmente a transição de um período histórico para outro. Sua principal característica é a valorização do humanismo que, neste novo tempo, consiste primordialmente na percepção de dignidade do homem como um ser racional, volitivo e sensível, nascido nesta terra com o direito de usá-la e usufruí-la por si mesma, sem ter a vista voltada para o futuro do reino dos céus. A cultura da Grécia Clássica é ressuscitada em todo o seu vigor, inundando as artes, a poesia e todos os campos do conhecimento.

No século 15, a meloterapia ressurge, integrada à medicina de tendência metafísica da época, que unia a filosofia, a magia e a astrologia. De acordo com um autor da época, Marsile Ficin:

"O som musical, pelo movimento do ar, move o corpo: pelo ar purificado, excita o espírito aéreo que é o laço entre o corpo e a alma; pela emoção afeta os sentidos e ao mesmo tempo a alma; pela significação, toca o intelecto; finalmente, pelo movimento mesmo do ar sutil, penetra profundamente e com veemência; por sua harmonia, acaricia suavemente; pela conformidade de sua qualidade, nos inunda de uma maravilhosa volúpia; por sua natureza, tanto espiritual quanto material, colhe de um só golpe o homem inteiro e o possui completamente".

Nesta época, é retomada a teoria de Hipócrates, dos quatro humores — sangue, fleugma, bile amarela e bile negra — que são associados aos temperamentos sangüíneo, fleugmático, colérico e melancólico, aos quatro elementos constitutivos da natureza — fogo, ar, terra e água — e às quatro vozes que formariam uma harmonia perfeita — baixo, tenor, alto e soprano.

A partir do século 16 começa a se esboçar o desligamento dos conceitos médicos da magia e já existem os que atribuem a loucura a causas naturais e não à bruxaria. A astrologia e a alquimia mostram-se em franca expansão. Este é o século de Paracelso, médico, músico e astrólogo.

Paracelso afirmava que um médico deve dominar a alquimia, a magia e a teosofia, reunindo estas ciências numa síntese única. O homem é um microcosmo que corresponde ao macrocosmo. Em cada corpo encontram-se duas essências: a espiritual, que pode também chamar-se *corpo astral*, porque está contida na inteligência celeste, e a material, composta de três princípios elementares: o sal, o enxofre e o mercúrio. Esses princípios dependem do corpo astral, que é a força vital, ou *archeus*. Para Paracelso, os loucos eram doentes, necessitando de tratamento humano, médico e espiritual. A música integrava-se a estes tratamentos, sendo motivo de discussão e divergência, entre seus diversos discípulos, qual era o agente curativo propriamente dito — o material do qual o instrumento era feito, o modo musical empregado ou o aspecto mecânico do próprio instrumento.

Segundo Paracelso, as doenças são entidades mórbidas que penetram o ser humano, e não mudanças no próprio organismo. As idéias de Paracelso e dos alquimistas levaram à busca dos agentes que provocavam as doenças. Estas idéias são desenvolvidas pelos médicos da época, que se voltam para a observação e a experimentação, afastando-se da tendência metafísica. O grande representante desta corrente é Ambroise Paré, que demonstrou a existência da infecção e do contágio. Paré foi um grande cirurgião e, como outros médicos de seu tempo, acreditava no valor da música como um fator de bem-estar, prescrevendo aos seus pacientes que ouvissem violinos e violoncelos, para alegrarem-se e apressar a convalescença.

Ainda neste século há um recrudescimento das epidemias de dança, que nunca haviam sido erradicadas na Europa, e que passam a ser atribuídas à picada das tarântulas, recebendo por isto o nome de tarantismo. A sua cura continuava a ser feita, seguindo a tradição medieval, através da música.

Durante todo o século 16 a música parece integrar-se aos métodos terapêuticos correntes. A Igreja continua a revelar sua preocupação com a influência que a música possa exercer sobre os fiéis, sendo motivo de exame no Concílio de Trento, em 1562.

> "Todo arranjo do canto em modos musicais deve constituir-se não para proporcionar prazer ao ouvido, mas de modo que as palavras sejam claramente compreendidas por todos, e assim os corações dos ouvintes sejam levados ao desejo de harmonias celestiais, na contemplação do gozo dos bem-aventurados (...) Devem também banir da igreja toda música que contenha, seja no canto ou na execução do órgão, coisas que sejam lascivas ou impuras".

O século 17 assiste a um grande desenvolvimento da medicina somática, que progride através da observação e experiência, levando a descobertas cada vez mais numerosas e importantes. São desta época diversos estudos sobre a histeria, procurando-se suas causas orgânicas, geralmente atribuídas ao útero. É digno de nota o trabalho de Charles Lepois, que nega a origem uterina da doença, afirmando que "os sintomas aos quais se dá comumente o nome de histeria são, na maioria, tão comuns nos homens quanto nas mulheres", e conclui: "já que no ataque de histeria o corpo todo se enrijece e tem convulsões, é a própria raiz dos nervos que se encontra doente".

A música, nesse século, torna-se recomendada quase exclusivamente aos casos hoje ditos psiquiátricos. Umas das poucas exceções é a recomendação do Padre Atanásio Kircher, em sua obra *Ars magnetica*, do uso da música que se tornou conhecida como tarantela, para a cura do tarantismo, que continuava a grassar pela Europa, havendo notícia de deflagração de novas epidemias até o século 18. Dando seguimento ao movimento esboçado no século anterior, surgem numerosas obras, levantando a suspeita de que os possessos seriam doentes mentais e não bruxos ou vítimas de bruxaria, conquistando-se assim maior indulgência da Igreja em relação à sua condenação.

A melancolia é a doença da época e um dos primeiros médicos a observar e descrever os efeitos terapêuticos da música sobre os melancólicos foi Robert Burton (1632), através da apresentação de numerosos casos clínicos. Outros autores confirmam suas opiniões, como Jean Shenck (1644):

> "A música é eficaz no tratamento da melancolia (...). Muitos fatos mostram que Deus, em sua bondade e poder, deu às harmonias musicais a admirável propriedade de acalmar os sentimentos perturbados de nossa alma, de dar forças à nossa inteligência e excitá-la novamente: numerosas experiências o provam".

E, referindo-se a um de seus pacientes:

> "(...) ele havia caído numa profunda melancolia e fora purgado à custa de numerosos medicamentos sob minha indicação. A doença foi curada, mas incompletamente, então empreguei concertos de instrumentos de música que, eu sabia, lhe agradavam particularmente, e deste modo recuperei em poucos dias seu espírito para uma saúde completa".

O século 18 é o século da Revolução Industrial, trazendo profundas modificações nas relações humanas e sociais, no estilo de vida e nos hábitos dos povos. Por um lado, um número muito maior de pessoas tem acesso a bens que, na época artesanal, eram exclusivos a uma minoria constituída pelos senhores da nobreza e dignatários da Igreja. Por outro lado, tem início o culto da produção e da produtividade, originando novos valores e causando novos problemas, muitos dos quais, de cera forma, vêm-se desdobrando até nossos dias. Esta é a época dos grandes sanatórios, criados a partir da ocupação dos leprosários que vinham sendo desativados pelo paulatino desaparecimento da lepra. Os doentes mentais, pessoas improdutivas e consideradas perigosas, passam a ser confinados nestes depósitos, junto a presos diversos, sendo freqüente o uso de correntes para mantê-los contidos, impedindo-os de causarem danos a si mesmos e, principalmente, aos outros prisioneiros.

O fato psiquiátrico começa a desligar-se do fato médico e a diferença entre medicamentos físicos e tratamentos psíquicos começa a abrir caminho na medicina, dando origem aos primeiros tratados psiquiátricos. A partir de Condillac, que identifica a sensação como origem das imagens, das idéias e das faculdades, discute-se se é o físico que age sobre o moral, ou se, ao contrário, é o moral que influencia o físico. Na busca de terapias que toquem o sensorial, a música ocupa um lugar privilegiado, aparecendo então as primeiras obras inteiramente dedicadas à musicoterapia, a maior parte das quais consagrava a música como tratamento específico para doenças do campo psiquiátrico.

É neste século que começam a surgir as primeiras obras sobre musicoterapia. Richars Brocklesby (1749) escreve um tratado completo sobre musicoterapia, apresentando diversos casos, em que são descritos os sintomas e causas da enfermidade, a história musical do paciente e a indicação de como usar a música. Em um destes casos, referindo-se a um paciente melancólico, diz o autor:

"Quando todos os remédios haviam sido tentados, o médico (que sabia o deleite que o paciente encontrava anteriormente ao tocar harpa), propôs aos amigos deste trazer um dos mais hábeis virtuoses neste instrumento para que se aproximasse dele com aqueles sons suaves e solenes, que antes lhe proporcionavam tanto prazer (...) na segunda ou terceira peça, o paciente evidenciou uma emoção nada comum, tanto no corpo como na mente (...). Quando este ponto foi ganho, o médico prescreveu ao paciente que tocasse todos os dias com um pequeno auditório, até que gradualmente o enfermo foi induzido a falar de coisas correntes; pouco depois, a tomar alimentos e os remédios requeridos por sua condição, até que por fim recuperou perfeitamente seu anterior estado de saúde".

Tissot (1798), no seu livro sobre a influência do moral sobre o físico, prescreve a música para diversas moléstias, pela grande influência que exerce tanto sobre o físico como sobre o moral, concluindo que ela pode contribuir para a cura, mudando o estado de espírito do enfermo. De acordo com o autor, deveriam ser usadas músicas estimulantes para os apáticos e músicas sedativas para os agitados.

Brown (1729) considera a música indicada para problemas nervosos, tais como afecções hipocondríacas, melancólicas e histéricas, e acha que

"o canto deve ser muito eficaz para a cura, pois estas enfermidades da mente nos enchem de idéias negativas e lúgubres e nos sobrecarregam o corpo por falta de espírito; e cantando podemos traduzir o ouvido tão agradavelmente que afete a mente e distraia nossos pensamentos ansiosos mediante a sucessão de idéias alegres e vivazes da canção."

É ainda digna de nota, no âmbito da psiquiatria, a obra de Buchoz (1769), *Mémoire sur la manière de guérir la mélancolie par la musique*, em que são feitas indicações muito precisas e detalhadas sobre o uso da música, o efeito por ela produzido sobre as fibras, cuja atonia ou hipertonia seriam responsáveis pela doença, além do efeito diretamente produzido sobre o espírito.

Encontram-se ainda, neste século, investigações incipientes, relacionadas ao crescente conhecimento médico de fisiologia e neurologia, sobre os efeitos puramente fisiológicos da música. Procura-se descobrir alguma relação entre os ritmos corporais, o pulso e o tempo musical, e observa-se ainda o efeito da música sobre a respiração, a pressão sangüínea e a digestão. Roger (1748), no seu *Traité des effects de la musique sur le corps humain*, frisa a necessidade de observação científica e de maior número de experimentos.

Pode-se ainda citar as experiências de Mesmer, que, inspirado nas teorias de Paracelso e nos conhecimentos sobre ímãs, admitiu a existência de um fluido magnético que penetraria em todos os corpos e cujo desequilíbrio ou falta seriam responsáveis pelas moléstias. A música seria um veículo de fluido magnético, assegurando sua melhor distribuição. Segundo Carvalhal Ribas, o mesmerismo levou aos estudos sobre hipnotismo como recurso para o tratamento de distúrbios psíquicos.

O início do século 19 caracteriza-se por grandes revoluções quanto à doença mental e seu tratamento graças às idéias de Pinel (1801) que, em seu *Traité médico-philosophique sur l'aliénation mentale*, advogava um tratamento mais humano para os "insanos".

Conforme Pinel, subsiste sempre no alienado uma parte sadia que é preciso preservar e desenvolver, através de uma série de medidas higiênicas, de cuidados físicos e "morais", que deveriam ser oferecidos pelos asilos. Entre esses cuidados situa-se a música, que, a seu ver, deveria ser "doce e harmoniosa" e poderia ser facilmente obtida, pois "há quase sempre nos hospícios algum artista emérito deste gênero, cujos talentos fenecem por falta de exercícios e de cultivo". A prática do instrumento permitiria aos ouvintes uma diversão que substituiria as preocupações mórbidas.

Com a generalização do "tratamento moral" nos hospícios, o interesse pelo uso da música começa a difundir-se, havendo inúmeros textos de eminentes psiquiatras da época discutindo o modo de utilizá-la terapeuticamente e os resultados obtidos. As alusões vão desde o mais entusiástico louvor até a mais acerba crítica:

> "Eu vi doentes que estavam mergulhados na mais profunda letargia retomarem o conhecimento com a ajuda da musica tão-somente. Vi outros que estavam completamente alienados e a quem ela trouxe a razão" (Cox).

"Em todas as épocas tentou-se agir sobre o moral dos loucos pela música. Foi um fracasso (...) Os alienados sobre os quais a música exerce uma influência real (boa ou má, a questão no momento não é esta) são excessivamente raros" (M. de Tours, 1845).

A controvérsia sobre a etiologia "moral" ou orgânica da doença mental, cujos primórdios vêm desde o século 18, encontra-se na base da discussão sobre o emprego terapêutico da música, tendo-se cristalizado a oposição entre os partidários da psicogênese, que apóiam a "meloterapia", e aqueles que vêem a alienação como conseqüência de distúrbios orgânicos, que acham absurda a idéia de terapia musical.

Esquirol tenta conciliar os aspectos moral e orgânico da doença mental e faz freqüentes alusões à música nos textos *De la folie* (1816), *De la lypémanie* (1820), *Du suicide* (1821) e *Notice sur le village de Ghéel* (1822).

Em *Des maladies mentales* (1838), descreve sua tentativa de tratamento coletivo de doentes da Salpétrière, através de concertos executados por alunos e professores do Conservatório de Música. Foram selecionadas oitenta alienadas, entre as "convalescentes, maníacas, monomaníacas tranqüilas e lipemaníacas", que assistiam "comodamente sentadas" aos concertos em que eram cantadas e/ou tocadas, por instrumentos variados, árias ou peças de maior envergadura, em tons, andamentos e modos diversos.

Segundo Esquirol,

"Minhas alienadas estavam muito atentas, suas fisionomias se animavam, os olhos de muitas tornavam-se brilhantes, mas todas permaneciam tranqüilas; algumas lágrimas rolaram, duas dentre elas pediram para cantar uma ária e serem acompanhadas: nos prestamos a este desejo. Este espetáculo novo para nossas infelizes doentes não foi de fato sem influência, mas não obtivemos nenhuma cura, nem mesmo melhora em seu estado mental".

Após estes concertos, que duravam cerca de duas horas, eram executadas músicas populares. Diz Esquirol:

"Um grande número de nossas mulheres se excitavam, se exaltavam ao som dos instrumentos, muitas mesmo, entre as furiosas, formavam rodas para dançar. Esta excitação era passageira e cessava quase no mesmo momento em que a música não se fazia mais ouvir. Conversava-se um pouco sobre isto à noite: na visita médica do dia seguinte nada mais era mencionado".

Os resultados são considerados decepcionantes. Indiscutivelmente, a mera audição musical, ou mesmo uma participação através de canto ou dança, não pode levar ninguém à cura. Se a música possuísse tal poder mágico não existiriam doentes mentais entre compositores, intérpretes ou aficcionados de concertos. No entanto, a emoção despertada pela música nas pacientes, do modo como foi descrita, é incontestavelmente significativa, mormente em se tratando de doentes asiladas, que, exceção feitas às convalescentes, deveriam apresentar estados bastante graves. Pode-se pressupor que a dificuldade de trabalhar terapeuticamente as emoções desencadeadas e tornadas apreensíveis ao observador era decorrente da insuficiência de conhecimentos psicológicos e da falta de procedimentos técnicos que pudessem levar a melhores resultados. O próprio Esquirol determina que o uso da música "não deve ser descuidado, por mais indeterminados que sejam seus princípios de aplicação ou a incerteza de sua eficácia".

Na primeira metade do século, encontra-se a presença, nos textos psiquiátricos, de dúvidas e discussões sobre as indicações da meloterapia, sobre os tipos de música e de instrumentos que deveriam ser empregados conforme os casos indicados para o tratamento e, até mesmo, sobre os momentos em que a música deveria ser proporcionada aos doentes.

Chomet (1846), em *The influence of music on health and life*, diz:

"se aplicarmos a música ao tratamento ou alívio de uma enfermidade, devemos conhecer necessariamente a maneira de viver do paciente, seu caráter, seu temperamento, seus hábitos e suas paixões. O médico, uma vez conhecidas todas estas peculiaridades, elegerá os temas mais adequados e terá muito cuidado no que se refere aos ritmos; acomodá-los às tonalidades que convenham e adaptá-los-á aos devidos instrumentos. A eleição de composições musicais, o momento adequado para aplicá-las e a correta apreciação da constituição do paciente, sintetizam todo o segredo deste modo curativo (...)".

Mojan, em *Sur l'utilité de la musique*, acha que

"quando o médico deseja prescrever música no tratamento de uma enfermidade, deve tomar em consideração: 1) a natureza da enfermidade; 2) os gostos do paciente pelos temas musicais; 3) o efeito que produzem sobre ele algumas melodias de preferência a outras; 4) o emprego da música deve ser evitado em casos de enxaquecas, dor de ouvido e em todos aqueles em que haja excitabilidade excessiva do sistema; 5) o médico deve ter a precaução de moderar os sons, pois a intensidade destes poderia ser um estímulo excessivo; 6) os sons devem aumentar gradualmente, ser o bastante variados, e a música não deve prolongar-se demasiadamente."

Procurava-se ainda, neste período, averiguar a eficácia do tratamento musical, havendo os adeptos do método receptivo, que preconizavam audições musicais, e aqueles que atribuíam maior mérito aos métodos ativos, em que os pacientes executavam a música. Aos poucos, a primazia do método ativo foi se estabelecendo e, em meados do século, quase todos os asilos, notadamente os franceses, possuíam suas bandas ou seus corais, que executavam peças musicais sob a batuta do médico musicista.

Com o passar do tempo, a revolução representada pelo tratamento "moral", defendido por Pinel, foi se deturpando — passou-se a adotar a repressão das idéias "falsas" que engolfavam a mente dos alienados, os quais eram mantidos constantemente ocupados, a fim de evitar a reinstalação dos delírios. A música passa a ser usada num sentido de ocupação, de reeducação e, mais ainda, como disciplinadora. É muito elucidativa a descrição de Leuret (1840) dos métodos da terapia musical que, no caso citado, foi "bem-sucedida".

"Eu conduzi o doente à sala de banhos, fiz jorrar a ducha diante dele, apresentando-lhe, ao mesmo tempo, um violino: ele deveria escolher (...) Ele hesitou (...) tomou o violino e tocou uma ária (...) dois meses aproximadamente depois de ter retomado seu instrumento, ele saiu curado (...)".

De acordo com a ideologia vigente, a música, representando a ordem dos sons, concorre para o bom comportamento dos alienados, ajudando a assegurar a disciplina asilar. A principal preocupação dos alienistas é com a organização dos asilos, no interior dos quais viveriam e deveriam ser mantidos ativos os alienados. Autores da época relatam o enorme sucesso das "terapias musicais" que possibilitavam a domesticação da loucura, causando a mais profunda satisfação às autoridades encarregadas da administração dos hospícios.

Apesar desta mudança de enfoque, ainda são encontradas nas obras dos alienistas do fim do século, referências ao poder curativo da música:

"Entre os alienados, homens e mulheres, cuja loucura permitia seu emprego para a música instrumental e o canto, um grande número viu seu estado melhorar; outros saíram do asilo completamente curados; outros enfim, ficaram estacionários" (Ritti, 1898).

A partir de 1880 surgem fatos novos na medicina — tem início a experimentação psicofisiológica, aproximando a psiquiatria da neurologia e possibilitando a proposta do modelo médico para o tratamento do alienado, que passa a ser encarado como doente. Desponta, então, a esperança de fundamentar "cientificamente" a meloterapia, a partir dos efeitos neurofisiológicos da música. Já em 1845, Moreau de Tours apontava a necessidade de distinguir a ação sensorial, neurológica da música, de sua ação sobre as funções superiores.

Despine (1880), relata uma de suas experiências para comprovar os efeitos psicomotores da música:

"Três moças de aspecto sofredor, de temperamento nervoso, histérico, foram postas em sonambulismo (...). Sob a influência de uma música expressiva executada ao piano, eis o que testemunhamos (...). Pouco a pouco elas se levantaram; depois, como se estivessem vivamente impressionadas pela música, manifestaram por seus movimentos corporais, pelas expressões variadas de seus rostos, o arrebatamento mais sublime. Elas se entregaram, no meio do aposento, sem se chocar em nada, a uma pantomima emotiva maravilhosa por sua beleza, relacionada com o gênero de expressão que se dava à música. Os movimentos dos braços e os suspiros que escapavam de seu peito eram aqueles que caracterizam o arrebatamento levado ao mais alto grau. Suas expressões eram tão belas, tão radiosas, que talvez só encontrássemos semelhantes nos quadros religiosos dos grandes pintores italianos da Idade Média. A expansão emocional que é sempre contida pelo antagonismo da atividade consciente do cérebro no estado normal, não encontrando mais entraves, manifestava-se em toda a sua potência, e tão mais facilmente quanto os órgãos nervosos da emotividade estavam superexcitados. Os fenômenos emotivos seguiam com a maior precisão todas as nuanças impressas à música. Se esta, abandonando seu caráter suave e gracioso, tomava um caráter triste, sombrio, amedrontador, num tom menor, logo a pantomima mudava de natureza, a fisionomia tomava a expressão de medo ou de terror; movimentos semelhantes aos produzidos por descargas elétricas se manifestavam nos braços. Cessando a música, tudo voltava à calma e imobilidade: os olhos se fechavam e em breve saíam do sonambulismo".

Outros pesquisadores procuraram determinar efeitos mais específicos da música sobre o organismo humano, através de procedimentos experimentais. Binet e Courtier (1897) concluíram que a música, sobretudo em tom maior, dissonante e alegre, aumentava a freqüência respiratória, a freqüência cardíaca e provocava vasoconstrição. Resultados diversos são obtidos por Feré (1901) — as músicas alegres provocam vasodilatação e as tristes vasoconstrição; por Patrizi (1897), que não encontra nenhuma diferença entre as melodias alegres ou tristes, que poderiam provocar, indiferentemente, vasoconstrição, vasodilatação ou nenhuma das duas; ou por Mentz (1897), que mostra que os sons agradáveis diminuem a freqüência cardíaca, enquanto os desagradáveis aumentam. São encontrados inúmeros outros experimentos, com resultados bastante contraditórios entre si.

A conclusão de Gall (1819), em seus estudos de frenologia, de que o sentido da música não é "uma faculdade fundamental própria e que esta faculdade não se funda sobre um órgão próprio", além dos insucessos da experimentação psicofisiológica, fizeram com que se esvaísse a esperança de criar uma farmacopéia musical, o que se tornaria possível através da descrição das propriedades físicas da música, seus efeitos fisiológicos, propiciando sua prescrição, sua dosagem, seu modo de aplicação e sua indicação.

Os psiquiatras continuam a preconizar a música apenas como uma diversão adulta, que pode ajudar na abertura do mundo em que se encerra o doente mental. As grandes obras de psiquiatria não se ocupam mais do valor terapêutico da música, que só é tratado em teses, artigos ou outros trabalhos de médicos melomanos, ou eruditos interessados em música e medicina. O advento da psicanálise, descobrindo a palavra como meio de cura, põe uma pá de cal sobre a musicoterapia no ocaso do século 19.

CAPÍTULO II

O PANORAMA ATUAL

Enquanto o século 19 se caracterizou por uma grande efervescência de idéias, o século 20 vive a ebulição do desenvolvimento tecnológico. As primeiras conquistas da revolução industrial atingem seu apogeu, desdobrando-se em ritmo cada vez mais acelerado, levando o homem de 1900 a assistir, às vezes com perplexidade, a mudanças tão grandes como a que vai do bonde puxado a burro até o desembarque dos astronautas na Lua, transmitido pela televisão, que substituiu os primitivos rádios de galena dos anos iniciais do século. O desenvolvimento científico se beneficia das conquistas tecnológicas que propiciam um grande progresso na área médica. Microscópios cada vez mais sofisticados, tomógrafos computadorizados, o uso de ultrasom, *laser*, medicina nuclear, etc., trazem recursos inacreditáveis há menos de 50 anos, para diagnóstico, tratamento e prevenção de doenças.

Graças ao desenvolvimento dos meios de comunicação, a relação do homem com a música se altera substancialmente. Através dos séculos, o ouvinte dependia da presença do executante para usufruir do prazer musical. Atualmente, a música penetrou no cotidiano de cada um, através do rádio, da televisão, dos toca-discos e toca-fitas, em certos casos de forma invasiva, como as músicas ambientais que assolam salas de espera, supermercados, bares e restaurantes, chegando por vezes a impedir o diálogo entre as pessoas. A música é usada intensivamente na propaganda, no cinema, nas novelas, criando climas, sugerindo situações, vendendo produtos. Produzir e comerciar músicas tornou-se um negócio altamente rendoso. Por outro lado, estes mesmos progressos tecnológicos oferecem recursos que permitem o desenvolvimento mais apurado de pesquisas e estudos sobre a música e sua influência sobre o ser humano.

Neste cenário, a musicoterapia ressurge. Renasce das cinzas em meados deste século nos Estados Unidos, em hospitais para a recuperação de neuróticos de guerra. No cone sul, aparece na Argentina, por ocasião de uma epidemia de poliomielite, que dizimou centenas de pessoas. Os sobreviventes, clinicamente curados, mas apresentando graves seqüelas, experimentaram quadros depressivos profundos, que em alguns casos levaram à morte. Como os recursos conhecidos não estavam se mostrando satisfatórios, tentou-se, como última esperança, a musicoterapia de guerra, quando na depressão pós-poliomielite, levaram à criação dos primeiros cursos de formação de musicoterapeutas nestes países.

Nos dias atuais a musicoterapia se difundiu pelos quatro continentes, como atestam os diversos congressos internacionais ocorridos nos últimos anos, com a participação de representantes de países tão distantes entre si como a Austrália e o Brasil, a Índia e os Estados Unidos, a Argentina e o Japão, etc. além de várias nações européias. As associações de musicoterapia se multiplicam e já se encontram publicações dedicadas exclusivamente à divulgação de resultados clínicos e estudos nesta área de conhecimento. A *International Newsletter of Music Therapy* divulga a situação atualizada das associações, cursos, edições de livros e revistas e outros assuntos de interesse dos musicoterapeutas em todo o mundo.

O entusiasmo com os resultados terapêuticos que vêm sendo publicados fez com que a musicoterapia se propagasse pelas mais diversas áreas de aplicação, desde deficiências sensoriais, como cegueira ou surdez, até a psiquiatria, passando por geriatria, deficiências neurológicas, deficiências mentais, etc. Grande parte dos escritos atuais dos musicoterapeutas referem-se à sua prática, relatando evoluções de casos bem-sucedidos, estudos de resultados ou des-crições de procedimentos técnicos empregados. O embasamento teórico ainda se faz desejar, embora o sucesso do emprego da música não seja posto em dúvida. Como diz Verdeau-Pailles, "uma parte do que se passa nos escapa, resta ainda muito a descobrir. Mas não é assim em todos os campos e é preciso ter explicado tudo para admitir como reais os fatos que observamos?"

A proliferação de tendências e áreas de aplicação da musicoterapia fez surgir seus primeiros críticos. Arveiller, que fez um levantamento completo da musicoterapia na França e um passeio por outros países, especificamente na área da psiquiatria, observou que "existem práticas diversas, que somente uma referência comum à música permite a rigor agrupar sob o nome de musicoterapia".

Analisando os textos dos musicoterapeutas, Arveiller agrupou-os, do ponto de vista conceitual, em quatro grandes correntes. Segundo o autor, uma parte dos musicoterapeutas se baseia, embora não explicitamente, em ideologias pré-científicas, acreditando que existe uma ordem cósmica, uma harmonia da natureza e do próprio homem, que é expressa e recuperada pela música. Cita diversos autores:

"Em sua forma mais perfeita, a música reflete a harmonia do movimento cósmico e exprime a atualização ilimitada do ser" (Dellaert, 1967).

"O próprio ser humano é construído segundo normas harmônicas, que se encontram em todo lugar, no cosmos e nos reinos da natureza" (Willems, 1970)

"A privação da harmonia pode comprometer o equilíbrio psíquico" (Gabai e Jost, 1972).

"A audição regular de uma melodia põe ordem ao caos dos pensamentos" (Audeoud, 1964).

"Todas as formas de doença ou *handicap* são classificadas atualmente como desordens e a música pode dar ao doente o sentido de ordem que significa para ele a segurança (...) (Alvin, 1974).

Observou também um amálgama de idéias neo-rousseauístas, baseadas na premissa de que existe uma precedência onto e filogenética da música sobre a palavra. Nesta corrente de idéias, parte-se do princípio de que todo o homem possui uma espontaneidade criativa natural. A educação introduz o ser na cultura, ou seja, na linguagem verbal, alterando a espontaneidade e as potencialidades criativas, o que conduz às perturbações mentais. A música, sendo anterior à linguagem, encontra-se nas raízes primitivas e espontâneas e, por isto, o tratamento através da música recupera a espontaneidade natural perdida.

Nesta linha de pensamento, acredita-se que o ritmo vai exercer uma função da maior relevância, por estar ligado aos tempos e aspectos mais arcaicos da humanidade. Os povos primitivos, a criança ou o alienado (comparado à criança ou ao primitivo) seriam particularmente sensíveis e influenciáveis pelos aspectos rítmicos da música. Arveiller cita Hirsch (1966):

"É natural tomar a música no que ela tem de ativo, com seres primitivos: o ritmo é o aspecto mais primitivo e mais direto da música."
"Com efeito, pode-se dizer que quanto mais um ser é primitivo, mais sensível à verdadeira natureza do ritmo, porque o impulso *(élan)* corporal será menos freqüentemente freado pela inteligência ou emotividade".

É interessante notar que esta assertiva aparece de forma bem mais contundente — no século 19:

"Nas crianças, a expressão musical aparece antes da faculdade de falar. Sabe-se que os idiotas são organizados para a música e que inúmeros dentre eles, incapazes de falar, podem emitir sons musicais. Na realidade, a música é uma faculdade de ordem secundária, apanágio dos organismos inferiores. Os movimentos ritmados, que aparecem desde cedo nos degenerados, são os primeiros indícios da faculdade musical. São encontrados nos selvagem que dançam ao som dos ornamentos com os quais enfeitam seus membros" (Ireland, 1894).

Cita ainda, na linha neo-rousseauísta, autores como Lecourt, Ducourneau e Guilhot, entre outros.

Existe ainda entre os musicoterapeutas uma tendência que reedita um conceito caro ao século 15, retomado no século 19 — considerar a música, por sua própria natureza, capaz de exercer uma influência globalizante sobre o ser humano. Esta corrente se caracteriza por estar centrada na idéia de que a música colocaria simultaneamente em ação as funções viscerais, os sentidos, a imaginação, a recordação, a afetividade, a representação e mesmo a linguagem. Willems (1970) a resume na frase: "A musicoterapia deve ser enfocada e praticada primordialmente em um sentido global".

Diversos autores desta corrente procuram estabelecer paralelos entre elementos musicais e características próprias ao ser humano. A mais difundida é aquela que associa o ritmo à vida fisiológica, a melodia à vida efetiva e a harmonia à vida intelectual. Alguns, como Willems e seus seguidores, procuram maior precisão, atribuindo a consciência rítmica ao nível bulbar, a consciência melódica ao nível diencefálico e a consciência harmônica ao nível cortical. Várias outras associações são tentadas, como correlacionar a música romântica aos aspectos afetivos, a música *pop* ao pulsional e a música folclórica à comunicatividade. Chama a atenção a semelhança entre estas tentativas de nosso tempo e aquela proposta por Ramos de Pareja no século 15, que procurara associar os modos musicais às influências astrológicas e aos elementos considerados, na época, constitutivos do ser humano:

Tonus protus — Lua — fleugma
Tonus deuterus — Marte — bile
Tonus tribus — Júpiter — sangue
Tonus tetartus — Saturno — melancolia.
(Música Prática — 1482)

A quarta tendência, segundo Arveiller, é considerar a música como um meio privilegiado de expressar sentimentos, emoções e afetos, o que é uma retomada do postulado do século 18, oriundo do século 17, de que a música atinge o afetivo sem passar pelo intermediário das representações.

Cita diversos autores:

"A música, emergência direta da vida efetiva, abre uma via de acesso pri-vilegiada ao inconsciente" (Guilhot, 1973).

"A música constitui justamente o estímulo mais profundamente e mais diretamente orientado para a efetividade" (Vyl, 1968).

"É próprio da música dirigir-se diretamente à alma e portanto exercer uma enorme influência psíquica" (Gabai e Jost, 1972).

"A finalidade da música não é expressar tal ou qual sentimento particular, mas traduzir a própria forma da vida interior" (Dellaert, 1967).

Segundo Arveiller os musicoterapeutas freqüentemente encaixam-se em mais de um desses quatro grandes movimentos de idéias fazendo uma barafunda de conceitos, na tentativa de coadunar teorias contraditórias. Lamenta a ausência, no discurso musicoterápico, de bases fundadas em psiquiatria, lingüística ou estética.

Fazendo um reexame das diversas correntes de idéias apresentadas, verifica-se que os musicoterapeutas hesitam, nas suas buscas teóricas, entre dois pólos diversos que poderiam fundamentar a musicoterapia. Existe uma polarização em torno dos efeitos psicofisiológicos dos sons e da música, onde podem ser agrupados diversos autores classificados por Arveiller como possuidores de ideologias pré-científicas, globalizantes, ou ainda neo-rousseauístas. Primordialmente esses autores procuram justificar o uso da música pelos efeitos que os sons e seus parâmetros provocam no organismo humano, donde a ênfase no ritmo, tão freqüentemente ligado aos aspectos biológicos do homem.

As afirmativas dos próprios autores já citados, além de outros, mostram ser esta a idéia subjacente:

"Nosso organismo é um conceito de ritmos e deve integrar-se aos ruídos ambientais, sendo o objetivo da musicoterapia a busca da sincronização entre duas velocidades, a própria e a do meio ambiente" (Dormoy, 1968).

"A música facilita o restabelecimento dos ritmos fundamentais do organismo e sua sincronia" (Graves y Caux, 1974).

"Pela ação das vibrações a música penetra profundamente a massa celular, despertando o ritmo, enquanto que, neste mesmo instante, em sincronia, o sentimento também penetra, tocando as profundezas do ser" (Bouvier de Lamotte, 1976).

"Quanto à eficácia da mensagem sonora expressa, seu ponto de impacto será tanto mais certeiro quanto mais conhecidos sejam os critérios de provocar ressonância no corpo a tratar" (Tomatis, 1974).

"Conseqüentemente, é da maior importância em terapia, descobrir o colorido tonal que pode atingir o subconsciente do doente quando ele tenta se expressar ou quando escuta. Uma pessoa pode vibrar instintivamente com um certo colorido tonal ou com um intervalo, seja melódico ou harmônico" (Alvin, 1970).

Embora os efeitos dos sons sobre o organismo e o psiquismo humano sejam indiscutíveis, a experimentação psicofisiológica levada a cabo, tanto nos dias atuais quanto nos idos do século 19, não possibilitou chegar a conclusões coerentes sobre a ação da música em si. A música não é um somatório de sonoridades, mas sim uma organização de relações entre sons, havendo portanto uma mudança qualitativa.

Aqueles que se baseiam em teorias psicológicas ou psicoterápicas ou, como diz Arveiller, apresentam a tendência a considerar a música como meio de expressão de emoções, afetos, sentimentos, trazem implícita a idéia de que a música é uma linguagem. Toda a teoria é construída sobre esta base, que no entanto não é discutida pelos autores, tornando todas as assertivas daí decorrentes pouco palpáveis.

A busca da fundamentação

Apesar da crítica contundente de Arveiller, a preocupação com a fundamentação teórica está presente nas buscas dos musicoterapeutas. Banfi afirma que a musicoterapia, por ainda carecer de um corpo referencial próprio deve recorrer a outras teorias a fim de "compreender e veicular a instrumentação de sua técnica".

As teorias psicanalíticas, behavioristas e existencial-humanistas são freqüentemente citadas por diveros autores como capazes de fundamentar a musicoterapia e contribuir para a visão do que ocorre no processo terapêutico. Cada autor ainda sugere alguma outra linha teórica que poderia ser adotada pelos musicoterapeutas. Wheeler aponta a teoria da Gestalt para iluminar a prática da musicoterapia que pretende buscar a "auto-regulação", aumentando a consciência do aqui e agora. Tyson indica abordagens pedagógicas como o método Orff ou os conceitos de Kodaly de educação musical, considerando a musicoterapia como um método de reeducação de crianças, e mesmo adultos, com desordens emocionais ou de comportamento.

Hadsell acredita que a musicoterapia tem se baseado tradicionalmente em quatro suportes teóricos distintos, quais sejam:

1) Psicanálise — a música é usada para liberar pulsões sexuais e agressivas reprimidas.

2) Behaviorismo — a música é usada para ajudar a "eliminar associações inapropriadas que o indivíduo aprendeu e substituí-las por outras mais apropriadas".

3) Existencial-humanista — a música é usada para ajudar o indivíduo a desenvolver seu maior potencial como ser humano.

4) Interpessoal — a música é usada principalmente em situações grupais para desenvolver a capacidade de relacionamento e comunicação.

A autora propõe uma quinta abordagem, que chama de sociológica. A musicoterapia teria o objetivo e a propriedade de desenvolver a capacidade do indivíduo de lidar com os problemas de uma sociedade em rápida e constante mutação, o que faz com que os seus membros precisem fazer face a exigências sempre novas e crescentes. Considera a sociedade contemporânea orientada principalmente para a necessidade de encontrar a identidade e valor pessoal e não para a luta pelas necessidades básicas. Existe maior lazer e mais tempo para desenvolver atividades próprias, os meios de comunicação exaltam constantemente o "sucesso" e se o indivíduo não encontra o lugar que julga adequado para si mesmo, manifesta sua frustração criando dificuldades para lidar efetivamente com sua real situação de vida. Na busca da própria identidade, a luta torna-se cada vez mais difícil porque a pessoa é bombardeada constantemente por tal montante de estímulos que não consegue adaptar-se. Deste ponto de vista é a própria sociedade que freqüentemente causa os distúrbios mentais, que podem chegar à esquizofrenia.

A abordagem sociológica visaria três objetivos com doentes mentais, particularmente os que apresentam "reações esquizofrênicas": o restabelecimento do contato com a realidade, a abertura de canais de comunicação entre paciente e as pessoas que o cercam e a "provisão de recursos através dos quais a pessoa pode aprender padrões adaptativos que o tornem apto a funcionar normalmente no ambiente social e evitar futuros *breakdowns*". São descritos os passos necessários para a consecução dos objetivos, os procedimentos técnicos a serem utilizados, mas sente-se falta de maiores explicações sobre o *porquê* do uso da música para atingi-los.

Embora se perceba uma preocupação cada vez mais acentuada em encontrar teorias psicológicas que fundamentem a musicoterapia, nota-se que o aspecto mais frágil dos textos publicados é a explicação dada para a escolha da linguagem musical preferencialmente a outros meios expressivos, inclusive a palavra, para veicular a comunicação terapêutica. Diz-se freqüentemente que a música é não ameaçadora e burla os mecanismos de defesa. Por quê? Sem esta resposta, a afirmação torna-se gratuita.

A necessidade de esclarecer estas e inúmeras outras questões tem levado à modificação nos escritos musicoterápicos. Jellison faz um levantamento das matérias publicadas entre 1952 e 1972 no *Music Therapy Annual Book of Proceeding* que a partir de 1964 transformou-se no *Journal of Music Therapy*. Selecionou as matérias apresentadas sob a entrada de artigos (sem levar em conta editoriais, notícias, sessões), classificando-os como históricos, descritivos, experimentais e filosóficos. Considerou como filosóficos os textos que discutiam idéias, críticas, análises, especulações ou teorias relativas à musicoterapia; descritivos os que apresentavam estudos de casos, estudos comparativos entre grupos ou indivíduos e eventos e estímulos, descrições do crescimento da profissão, programas e atividades; experimentais os que incluíam a manipulação de variáveis. Dos 485 artigos identificados, 275 foram classificados como descritivos, 152 como filosóficos, 53 experimentais e apenas 5 históricos. A autora demonstra que houve uma diminuição do número de artigos descritivos e filosóficos, com um crescimento gradual das pesquisas experimentais, que se expandiram para estudos comportamentais, além dos estatísticos. Mostra ainda que durante o período estudado houve um aumento percentual dos artigos contendo dados numéricos *(data)* com um decréscimo dos que não os contêm. Aponta a necessidade de maior número de artigos históricos que permitam "analisar o passado para interpretar o futuro".

O trabalho de Jellison é bastante interessante por apontar uma evolução dos textos musicoterápicos no sentido de procurar mais generalizações, através da busca de dados objetivos, não permanecendo na simples descrição de casos individuais. No entanto, seria necessário saber se os artigos "filosóficos" caminharam para o desenvolvimento de teorias conseqüentes, diminuindo as especulações e opiniões de caráter meramente subjetivos. A diminuição da produção de artigos teóricos parece um dado negativo.

As pesquisas sobre musicoterapia, inicialmente procuravam — ainda de forma incipiente — mostrar os efeitos favoráveis da musicoterapia no tratamento de pacientes psiquiátricos.

Darbes e Schrift realizaram, em 1956, uma pesquisa no Cleveland State Hospital, sobre os efeitos da musicoterapia em pacientes hospitalizados. Organizaram três grupos de oito pacientes: um para ouvir música, o segundo para cantar em conjunto e o terceiro, que não participava de atividades musicais, para controle. Ao fim de duas semanas o trabalho musical foi interrompido e os grupos avaliados por três métodos diversos — o "Minnesota Multiphasic Personality Inventory" (MMPI), o "Cleveland State Hospital Q-Rating Scale of Ward Behaviour" e o "Cleveland State Hospital Group Behavior Q-Sort". Três meses depois os pacientes foram submetidos aos mesmos testes, para serem reavaliados os possíveis resultados da interferência musicoterápica. Os autores concluem que a musicoterapia aumenta e melhora a auto-estima, estabiliza os padrões de comportamento no grupo e na enfermaria e, por seus efeitos duradouros, forma uma base segura que aumenta as chances de o paciente deixar o hospital.

No Southeast Louisiana State Hospital, em 1976, Cassity desenvolveu uma pesquisa sobre a influência da musicoterapia na aceitação pelos pacientes das relações interpessoais com seus companheiros e a coesão do grupo. Foi selecionado um grupo de sete pacientes que receberam lições grupais de violão durante duas semanas e um grupo de cinco pacientes para controle. Antes do início das aulas, os pacientes de ambos os grupos responderam a um questionário sociométrico, a partir do qual foi feito o sociograma dos grupos naquela ocasião. Ao final das duas semanas, os pacientes tornaram a responder aos questionários, sendo refeitos os sociogramas. O autor conclui que os pacientes do grupo musicoterápico melhoraram sob todos os aspectos, apresentando maior aceitação de seus colegas e maior coesão grupal, enquanto não houve nenhuma mudança no grupo controle.

Observa-se que, no estudo de Darbes e Schrift, tenta-se averiguar a diferença entre duas "técnicas", receptiva e ativa. A expectativa dos pesquisadores repousava na ação modificadora da própria música sobre o indivíduo, uma vez que não apontavam nenhum procedimento terapêutico além do fato de ouvir e fazer música. Cassity incorre na mesma expectativa simplista, usando apenas um método adaptado de pedagogia musical. Se o mero exercício musical tivesse tal poder terapêutico, não seriam encontrados doentes mentais entre artistas, sejam eles compositores ou intérpretes, o que não é confirmado pelos fatos históricos.

Nenhum dos autores examina a hipótese de que a melhora dos pacientes pudesse ser atribuída à convivência com os companheiros visando um objetivo comum, o que poderia ter estimulado as relações dos grupos. Nota-se ainda nos dois trabalhos, que, tanto a amostra quanto o prazo da pesquisa, são muito reduzidos, o que torna difícil considerar os resultados obtidos concludentes e, muito menos, generalizáveis. Apesar de tudo há uma indicação de que o uso da música interfere positivamente no tratamento de pacientes psiquiátricos.

Atualmente, além dos trabalhos e pesquisas que tentam validar a musicoterapia através de seus resultados, procurando aumentar sua credibilidade junto a outros profissionais, já se percebem esforços procurando avaliar e descobrir o que ocorre no processo musicoterápico em si, ou seja, os aspectos internos da muscoterapia.

Bunt e Hoskyns (1987), em artigo sobre pesquisa em musicoterapia, observam que se começa a sair de "um estágio anedótico, em que assertivas pouco substanciais eram feitas (...) passando a outro em que evidências clínicas mais claras têm sido coletadas e apresentadas". Segundo as autoras, é fundamental que os pesquisadores identifiquem sua linha terapêutica (psicodinâmica, comportamental ou humanística) para esclarecer o que é assumido de forma subjacente. Observam que nos EUA a pesquisa está claramente identificada com a linha comportamental. Na Grã-Bretanha dois caminhos parecem estar se desenvolvendo. O primeiro enfatiza a relação entre a intervenção musicoterápica e o resultado obtido e se apóia sobre dados numéricos e estatísticos. O segundo começa a averiguar mais detalhadamente o próprio processo pelo qual estes resultados são alcançados. Afirmam que provavelmente estas duas linhas chegarão a se fundir, uma vez que o exame da qualidade das interações musicais pode coexistir com a tentativa de quantificação de resultados.

As autoras acreditam que a musicoterapia ainda precisa, e pode usar com sucesso, modelos de pesquisa de outras disciplinas, particularmente da psicologia da música (para geração de teorias concernentes ao conteúdo musical das interações musicoterápicas) e da psiquiatria, onde o *design* de estudo de caso individual vem cada vez mais adquirindo o *status* de respeitabilidade científico. Mostram ainda o interesse crescente em estudar a possibilidade do emprego da música como instrumento diagnóstico, principalmente nos campos das doenças e deficiências mentais.

Com o intuito de desvendar o processo musicoterápico, podemos citar a pesquisa de Guiraud-Caladou que procura comprovar se a música existe como linguagem, se o "fazer e ouvir música" adquirem um sentido para o paciente, permitindo o encontro, a interação paciente/terapeuta. Como pergunta o autor, em frase difícil de traduzir, sem prejuízo da significação:

"Cette dialectique du faire et de l'entendre de la praxis instrumentale résonne raisonne-t-elle chez l'auditeur, chez le patient que nous avons la prétention d'essayer de rencontrer dans l'espace musical?"

Desde 1979, era notada sua preocupação com os aspectos internos da musicoterapia, através do estudo feito com Verdeau-Pailles sobre as técnicas musicoterápicas, em que, além da descrição de técnicas de grupo, procura analisar a função terapêutica de cada instrumento musical utilizado. Segundo os próprios autores,

"As deduções sobre o efeito terapêutico dos instrumentos partem da observação dos grupos e as tomamos mais como hipótese de trabalho que como fatos comprovados".

Os efeitos apontados se referem principalmente à psicomotricidade e secundariamente à possibilidade de expressão e comunicação. Posteriormente os autores se definiram quanto ao uso da música enquanto linguagem. Guiraud-Caladou na pesquisa anteriormente citada, conclui que a música é significante, mas que não obriga a um significado preciso e restrito, propondo por isto o termo "musicante", para distinguir suas características daquelas do significante verbal. Verdeau-Pailles, em trabalho de 1982, diz, sobre a escuta musical:

"Mecanismos psicológicos complexos intervêm, lembranças, evocações de imagens, impressões suaves, sentimentos, independentes da mensagem que poderia ser veiculada pela obra musical. Aqui a música evoca uma vivência anterior, ligada ao passado cultural e às experiências pessoais. (...) chegou-se à conclusão que não existia relação precisa entre as formas musicais por um lado, e as reações, as emoções, o vivenciado da música pelo ouvinte por outro lado".

Outro autor importante, que não poderia deixar de ser mencionado é Benenzón que estuda primordialmente a musicoterapia aplicada a crianças autistas e pacientes psicóticos. Benenzón define a musicoterapia como:

"O estudo do complexo som-ser humano (seja o som musical ou não) para descobrir elementos diagnósticos e métodos terapêuticos que lhe sejam inerentes. Do ponto de vista terapêutico, a musicoterapia é uma disciplina paramédica que usa o som, a música e o movimento para produzir efeitos regressivos e para abrir canais de comunicação que nos permitam começar o processo de recuperar o paciente para a sociedade".

A contribuição mais importante de Benenzón, do ponto de vista teórico, é o desenvolvimento do princípio de ISO, a partir da formulação de

Altschuler de que deve haver uma correspondência entre o tempo mental do paciente e o tempo musical empregado para estabelecer comunicação. Segundo Benenzón, o princípio de ISO baseia-se na hipótese da existência de "um som interno que nos caracteriza e nos individualiza, um som que resume nossos arquétipos sonoros, nossas vivências intra-uterinas (...)" ou seja, na existência de uma identidade sonora do indivíduo. Acha ainda o autor que cada indivíduo é ainda dotado de ISO complementar, correspondente a estados de espírito momentâneos; que os grupos formam seu ISO grupal, e que existe mesmo um ISO cultural dentro de cada sociedade. O propósito do musicoterapeuta é descobrir o ISO do paciente, saber jogar com os ISOs complementares, para poder entrar em contato com a pessoa que pretende tratar. Como o ISO depende da história sonora de cada pessoa, os grupos a princípio não possuem uma identidade sonora própria, que vai se formar no decorrer do tempo, através da interação das bagagens individuais.

Métodos e técnicas

No capítulo das técnicas, Benenzón preconiza a necessidade de uma testificação musical precedente ao tratamento, a fim de colher dados que ajudem a identificar o ISO do paciente. Essa testificação é composta de duas partes. Na primeira o paciente ouve quatro trechos musicais distintos, que, segundo o autor, devem seguir uma evolução do mais primitivo ao mais elaborado. O primeiro segmento deve ser rítmico, o segundo melódico, o terceiro harmônico, dentro de uma concepção tradicional, e o último apresentar recursos (eletrônicos, concretos e outros) da música contemporânea. Após cada estímulo sonoro o paciente é convidado a falar, ou expressar por outro meio, o que sentiu durante a audição.

Na segunda parte da testificação, o cliente é apresentado a uma série de instrumentos e solicitado a experimentá-los. O musicoterapeuta não interfere, ficando apenas na posição de observador.

Mendes Barcelos faz uma descrição detalhada das etapas do processo musicoterápico, desde a entrevista inicial até a preparação para a alta, recomendando que seja feita, além da testificação, uma ficha musicoterápica, tão completa quanto possível, com os dados sobre a história sonora do indivíduo.

Tanto a ficha musicoterápica quanto a testificação musical visam prover o musicoterapeuta de recursos para entrar em contato com o paciente através de músicas, sons, instrumentos. A testificação permite a observação direta, pelo musicoterapeuta, das reações do paciente a determinados instrumentos e estilos e a ficha musicoterápica vai mostrar, através do relato do próprio paciente, aqueles que são dotados de significação, por estarem ligados a suas vivências.

Onde se encontra maior riqueza nos escritos musicoterápicos, é justamente no que se refere à sua prática. Além de descrições de casos clínicos, há bastante material sobre os procedimentos técnicos empregados, que podem ser divididos em dois grandes blocos — as técnicas receptivas e as técnicas ativas, ou seja, aquelas em que o paciente é submetido a audições musicais e aquelas em que ele próprio "faz" a música.

As técnicas receptivas foram particularmente desenvolvidas na França, e apresentam procedimentos específicos caso sejam aplicados individualmente ou em grupo.

O trabalho individual através de audições musicais, pelo método Jost, consiste no estabelecimento de um programa a partir da associação de três extratos de curta duração, de obras diferentes, a cada sessão. O primeiro extrato deve corresponder ao estado atual da pessoa, favorecendo o advento de catarse. A segunda obra deve opor-se à primeira, tendo um efeito neutralizante. A terceira visa suscitar um movimento, uma evolução na direção dos objetivos terapêuticos traçados. Exemplo citado de associação em uma sessão: 6º movimento da Sinfonia nº 3 de Mahler; *Ave Verum* de Mozart e o último movimento da "Heróica" de Beethoven. Cita também "A saucerful of secrets" de Ummagumma, executado por Pink Floyd, como um trecho de música popular que desenvolve as três fases de uma sessão.

A grande dificuldade desta técnica, segundo Lecourt é a seleção das obras, apesar de haver uma entrevista inicial com o paciente para coleta de dados capazes de orientar a escolha dos trechos. O Centro Francês de Musicoterapia desenvolve um estudo constante sobre as obras selecionadas e sobre o próprio trabalho de seleção.

Segundo Guiraud-Caladou um dos objetivos desta técnica é a "abertura contra este mal do qual sofre o mundo atual: a não-comunicação". Acha que visa ainda a tomada de consciência das dificuldades afetivas traumáticas e sua superação, através da "ação de viver sensorialmente a dimensão causal proposta". Aponta como dificuldade, na seleção das obras, o fato de o musicoterapeuta não poder escapar às suas próprias projeções e ao seu desejo de escutar tal ou qual música.

Ressalta que a necessidade de selecionar três novos trechos, para montar cada sessão, requer muito tempo e um vasto conhecimento do material sonoro (e, pode-se acrescentar, do paciente e seus problemas, o que dificilmente ocorre no início do tratamento). Chama a atenção para o cuidado que se deve tomar para não cair no "aspecto caricatural deste tipo de musicoterapia" que seria supor que com a montagem musical "deve surtir efeito", fazendo que o paciente saia da sessão melhor do que entrou.

E Guiraud-Caladou pergunta:

> "O que pensar deste musicoterapeuta que elabora uma sessão de musicoterapia individual para um doente angustiado tocando para ele um primeiro trecho "angustiante", um segundo securisante, e um terceiro tonificante? (...) Não se pode retirar a angústia do homem que sofre, simplesmente porque se decidiu fazê-lo, utilizando a música como medicamento".

Segundo o autor, esse tipo de montagem, em vez de fazer o doente falar sobre sua angústia, leva-o a deixá-la de lado, pela possível ilusão de bem- estar causado pela seqüência musical.

Guiraud-Caladou propõe, como alternativa deste método, as associações de duas obras contrastantes entre si, visando facilitar a verbalização do paciente, mas acha que a sessão em torno de uma única obra é a mais eficaz do ponto de vista terapêutico. A audição de um trecho completo permite uma maior mobilização dos conteúdos afetivos do paciente, os quais são trabalhados em seguida verbalmente. Verdeau-Pailles acha que o método de audição de obras completas pode ser usado tanto na relação dual quanto em grupo, levando à emergência de afetos, emoções, imagens visuais. Muitas vezes surgem racionalizações e intelectualizações como defesa. A presença do terapeuta permite a verbalização dos afetos, da angústia. A autora não esclarece que tipo de intervenção é feita pelo musicoterapeuta, dizendo somente que não são feitas interpretações.

O método Jost, aplicado a grupos, consiste em quatro associações de dois trechos, um marcantemente rítmico e outro predominantemente melódico. Guiraud-Caladou modifica e desenvolve esta técnica, propondo sessões com três associações de dois extratos musicais, de características contrastantes de estilos diversos e não apenas rítmico x melódico. (Por exemplo, clássico-eletroacústico; pop-romântico; *largo-scherzo*.) Após a audição de cada associação o grupo é convidado a expressar o que vivenciou, tendo cada membro a liberdade de fazê-lo ou não.

Guiraud-Caladou propõe, para doentes hospitalizados por períodos curtos, um ciclo de oito sessões de musicoterapia, após as quais, aqueles que não tiveram saído de alta, podem recomeçar com novos pacientes. O esquema é bastante rígido. O musicoterapeuta faz, a cada sessão uma montagem de 6 obras associadas 2 a 2. Nas três primeiras sessões, as obras são escolhidas exclusivamente pelo musicoterapeuta. Nas sessões 4, 5 e 6, as montagens são feitas com três obras selecionadas pelo musicoterapeuta e três sugeridas pelos pacientes. Ao fim de cada uma destas sessões, o grupo escolhe um dos trechos ouvidos. A sétima sessão é montada pelo musicoterapeuta que, como nas sessões anteriores, associa dois a dois os 6 trechos escolhidos pelo grupo. Destes serão selecionados três, para serem escutados, se possível integralmente, na oitava e última sessão. Segundo o autor, as três primeiras sessões visam "criar" o grupo, através das imagens, afetos, lembranças, suscitadas pela música. Nas três subseqüentes, as intervenções do musicoterapeuta procuram encaminhar-se para a história e os problemas dos doentes, através do eco das verbalizações feitas pelos mesmos, e das referências às associações de idéias, imagens, afetos, evocados pelos participantes. A sétima sessão visa confrontar o grupo com uma nova escuta de trechos já conhecidos, para ver como ocorrem as verbalizações e se houve ou não mudanças no grupo. Na oitava sessão o terapeuta não intervém, ficando cada membro do grupo livre para expressar-se ou não sobre o vivenciado.

Tyson refere um método de musicoterapia receptiva, o GIM — *Guided Imagery and Music* — que presumivelmente pode ser aplicado individualmente ou em grupo. Segundo a autora este método é fruto da busca de técnicas que produzam "estados alterados de consciência" (ASC), visando a expansão dos processos mentais. As primeiras experiências foram feitas com psicotrópicos e alucinógenos, às vezes associados à música, quando eram obtidos os melhores resultados. Em virtude do perigo representado pelo uso de drogas, desenvolveu-se uma técnica que excluía seu uso. O processo tem início com procedimentos que levam à relaxação e concentração, seguindo-se a audição de música gravada, sempre na presença do terapeuta. Visa-se expandir os níveis de consciência, fazendo com que a pessoa chegue tanto ao inconsciente profundo quanto ao supraconsciente ou transpessoal. Ao observar e lidar com os níveis inferiores da consciência, o *self* pode começar a trabalhar sobre problemas e conflitos não resolvidos. Os teipes têm uma seqüência, indo desde "Experiências para grupos de iniciantes" até "Cósmico/Astral", passando por fases como "Afeto Positivo" ou "Morte/Renascimento".

Em tese não publicada, Nolan refere-se à contribuição deste método no tratamento da depressão. Esse método, embora com outros princípios, tem pontos de afinidade com o mesmerismo, com as tentativas dos alquimistas, e outros classificados por Arveiller como pré-científicos.

As técnicas ditas ativas encontram um número muito maior de adeptos, e podem ser subdivididas em diretivas e não-diretivas.

Verdeau-Pailles e Guiraud-Caladou desenvolveram um método musicoterápico diretivo no qual as sessões compreendem sempre exercícios de percussões corporais e percussões instrumentais.

O trabalho tem início com percussões corporais em ritmos simples, marcados apenas por uma parte do corpo (por exemplo, palmas, batidas de pés) que vão se tornando mais complexos, tanto ritmicamente, quanto pela associação de partes diversas do corpo. A princípio o trabalho é feito por imitação, sendo o ritmo proposto pelo animador-musicoterapeuta ou por algum membro do grupo. Com o decorrer do tempo vão sendo introduzidas atividades cada vez mais complexas: perguntas-respostas rítmicas; improvisações individuais no grupo; início de um ritmo por um dos participantes que vai sendo copiado pelo vizinho imediato, até completar o círculo; associações com palavras, sons vocais, frases; cânones rítmicos, etc.

O uso do instrumental tem início com a apresentação dos instrumentos e a exploração livre de suas possibilidades sonoras. A partir daí desenvolvem-se improvisações "selvagens"; diálogos melódicos-rítmicos; acompanhamento de canções criadas pelo grupo ou reproduzidas (principalmente canções infantis, por sua simplicidade); montagem em grupo de idéias diversas, como contar uma história, criar um determinado clima; cânones rítmicos-melódicos; criação dentro de uma estrutura proposta pelo animador (tipo A-B-A ou rondó), etc.

Na realidade, este método nada mais é do que o método Orff de musicalização aplicado a pacientes psiquiátricos. O instrumental usado e os procedimentos técnicos são os propostos por Orff — apenas os objetivos são terapêuticos e não pedagógicos.

Butler relata a experiência processada em 1974 no Columbus State Hospital com grupos constituídos de 7 a 10 pacientes atendidos por um psicoterapeuta e um musicoterapeuta, visando desenvolver um trabalho transferencial. Após cantar durante meia hora canções escolhidas pelos terapeutas, de acordo com a letra, o grupo era concitado a uma discussão em que a iniciativa dos assuntos cabe aos pacientes. De acordo com o autor, os pacientes se projetam mais facilmente na discussão usando as palavras das canções.

Os objetivos eram:

— Abreviar o tempo da hospitalização.

— Beneficiar os pacientes com psicoterapia e musicoterapia.

— Desenvolver um sentido dinâmico na musicoterapia pela presença do psiquiatra.

— Despertar o interesse dos psiquiatras pelos grupos de psicoterapia e música.

O autor não esclarece até que ponto alcançou seus objetivos, bem como não define o que seja musicoterapia e sua distinção da psicoterapia. A contribuição deste trabalho é demonstrar a importância de proporcionar ao psicótico um meio de expressão de seus conteúdos internos, possibilitando o trabalho interpretativo do psicoterapeuta.

Lecourt cita o método do Prof. Schmolz, de Viena, que visa aumentar a atenção, a concentração e a capacidade de escutar o "outro". São feitos exercícios a partir da audição de um som, ou de um intervalo sonoro, em seguida desenvolvidos pelo grupo. Por exemplo: escutar o primeiro som emitido por alguém no grupo, retomá-lo em conjunto, amplificando-o ou sussurrando-o; acrescentar a sonoridade própria ao som emitido por outro membro do grupo. Após cada exercício é pedido ao grupo que fale sobre o vivenciado.

O segundo elenco de técnicas ativas reúne os procedimentos não-diretivos, apoiadas na auto-expressão e criatividade do grupo. De um modo geral, são favoráveis a estas técnicas os musicoterapeutas de orientação psicodinâmica.

Alguns autores apóiam-se exclusivamente na improvisação, outros acreditam na possibilidade de o terapeuta lançar mão de recursos diversos, dependendo da evolução do grupo.

Lecourt chama de "abordagem pluridimensional" aquela em que o musicoterapeuta está disponível para passar de um procedimento técnico para outro, no decorrer das sessões ou, mesmo, durante uma única sessão. Para tal acha necessário que o musicoterapeuta possua uma formação sólida, não só em relação aos recursos musicoterápicos, mas ainda em relação à dinâmica de grupo e conhecimentos psicoterápicos. Segundo a autora, o caso-limite desta abordagem é o "grupo de expressão livre", que acha particularmente indicado para crianças, em que o musicoterapeuta tem essencialmente uma "qualidade de escuta e de presença no grupo" procurando só intervir para garantir a observação de limites e "às vezes (raramente) interpretar um momento de vida do grupo". Cada participante tem uma qualidade de apoio e de auxiliar terapêutico, e cada grupo vai encontrar seu modo próprio de funcionamento. O grupo vai propiciar tanto a catarse quanto a expressão das potencialidades de cada um. O terapeuta deve ser "testemunha e garantia desta liberdade de expressão" devendo suportar comportamentos-limite mas que não ultrapassam os limites.

A musicoterapia, em seus primeiros tempos era definida como uma técnica rigorosamente não verbal. Cada vez mais esta posição vem sendo posta em causa e, embora ainda controvertida, existe uma tendência a aceitar, como diz Banfi, que "o musicoterapeuta *fala*".

Woodcock descreve uma abordagem musicoterápica baseada na teoria e prática da terapia psicanalítica de grupo. O método se apóia na improvisação, a fim de propiciar a emergência espontânea da "música do grupo". Segundo o autor, os musicoterapeutas não só podem, mas devem fazer intervenções verbais, além das musicais. Descreve como o terapeuta deve intervir, através das duas linguagens.

O papel do terapeuta deve ser o de monitorar o "sentimento" (*feeling*) do grupo como um todo e de cada membro, além de suas próprias reações. Acha que o terapeuta deve procurar o significado latente das comunicações verbais, se perguntando "o que realmente significa isto, de que modo isto se relaciona com o grupo, aqui e agora, sobre o que recai este silêncio". A validade e correção de suas intervenções pode ser verificada pela aceitação e comportamento subseqüente do grupo. Adverte que não se deve tentar adivinhar, e, em caso de dúvida, calar-se.

Acha que os comentários dos pacientes podem ser divididos em dois grupos distintos: 1) os que estão diretamente relacionados à música; 2) os que se relacionam à relação grupal. O segundo grupo de comentários coloca o terapeuta face à "intraduzibilidade" da linguagem verbal para a musical e vice-versa, considerando que não existem bastante trabalhos sugerindo a relação entre temas recorrentes e músicas a eles associadas. Teoriza que a dinâmica subjacente à sessão influencia igualmente tanto os conteúdos verbais quanto musicais, mas que talvez se esteja vendo a diferença entre a linguagem conceitual e não-conceitual, e possivelmente nunca se possa perceber mais do que uma correlação entre as duas.

Quanto ao papel musical do terapeuta, acha que muitas vezes pode permanecer em silêncio, à espera da criação do grupo. Sempre que possível o terapeuta usa o material do grupo para tocar junto. Se perceber que alguma "esfera musical/emocional" está sendo evitada, pode tentar encaminhar a produção musical do grupo, espelhando, reforçando ou interagindo com sua produção musical. Apesar das dificuldades de permanecer à sombra, o musicoterapeuta deve estar atento para atuar reforçando, espelhando, interagindo e às vezes liderando o grupo, sem impor sua personalidade musical.

Percorrendo com o olhar o panorama do século 20, percebemos procedimentos e correntes de idéias tão distintas que voltamos à dúvida de Arveiller. Práticas tão heterogêneas poderão ser justificadas por um discurso unificado, ou seja, existe *uma musicoterapia*, ou existem *musicoterapias?*

As práticas são tão diversas "que somente uma referência comum à música permite, a rigor, agrupá-las sob o nome de musicoterapia". Se nos remetermos à psicoterapia, podemos também ver práticas tão diversas quanto a behaviorismo, a psicanálise, a Gestalt-terapia, entre inúmeras outras, empregadas nos tratamentos das mais diversas patologias, desde doenças autoimunes como o lúpus, psicossomáticas como úlceras gastroduodenais ou asma, chegando aos mais diversos casos de neuroses e psicoses.

De acordo com a definição do *Vocabulário de Psicanálise*, psicoterapia é "no sentido lato, qualquer método de tratamento das desordens psíquicas ou corporais que utilize meios psicológicos e, mais precisamente, a relação entre o terapeuta e o doente; a hipnose, a reeducação psicológica, a persuação, etc." Portanto, o que define a psicoterapia são os meios utilizados e não as desordens a que se propõe tratar; logo, a "referência comum à música" como meio de tratamento, permite efetivamente reunir as diversas áreas de aplicação prática e correntes de idéias sob o nome comum de *musicoterapia*. A musicoterapia pode então ser definida como qualquer método de tratamento das desordens psicológicas ou corporais através da música.

Caberá a cada corrente, no âmbito musicoterápico, justificar e fundamentar a utilização da música como meio de tratamento para os diferentes quadros clínicos a que se propõe tratar.

CAPÍTULO III

A TRAJETÓRIA DE UM PENSAR

Postulações teóricas sobre tratamentos que envolvem o ser humano, seu comportamento, seus efeitos e emoções, não se criam a partir do nada, nem são, tampouco, produto de laboratório. Partem de anos de observação e prática clínica, que exigem uma grande dose de dedicação e investimento por parte do terapeuta, além de estudo constante de teorias preexistentes que possam mostrar-se úteis para a compreensão dos fenômenos observados. O amálgama das observações clínicas e dos princípios teóricos vai redundar não numa soma, mas na criação de algo novo, que irá orientar e modificar a prática clínica, a qual, por seu turno, realimentará os estudos teóricos, num eterno mecanismo de *feedback*. Como o próprio homem, qualquer teoria sobre o ser humano é algo vivo e em constante evolução, podendo-se mesmo medir sua riqueza pelos desdobramentos e novos caminhos por ela propiciados. Um exemplo incontestе é a teoria psicanalítica, criada por Freud na virada do século, que tem originado inúmeras correntes, às vezes paralelas, às vezes antagônicas, mas que geram ricas controvérsias, contribuindo para o maior conhecimento da alma humana.

A prática clínica musicoterápica, iniciada em 1980, no Instituto de Psiquiatria da UFRJ, provocava uma constante inquietação nos musicoterapeutas, com indagações que se sucediam: "O que é, de fato, a musicoterapia? Qual o seu objetivo? Quem é o cliente indicado? Como ajudá-lo melhor?". Havia apenas uma certeza: os pacientes sentiam-se bem nas sessões de musicoterapia, falavam sobre o prazer que a atividade representava para eles e, aos olhos dos terapeutas, pareciam melhorar.

Começou-se, então, a tentar fundamentar teoricamente o trabalho desenvolvido. A musicoterapia foi definida como

"uma terapia auto-expressiva que se utiliza da música em sentido lato, como objetivo intermediário da relação musicoterapeuta-paciente, e que mobiliza

51

os aspectos biopsicossociais do indivíduo, abrindo novos canais de comunicação que ajudem na recuperação ou integração dinâmica do indivíduo consigo mesmo e com seu grupo social."

Nesta fase, não estava delineado o caminho teórico a ser seguido para estabelecer a função terapêutica da música. Procurou-se traçar objetivos que pudessem atender a pacientes cujo denominador comum era o fato de estarem internados numa instituição totalizante. Visava-se ampliar as oportunidades do sujeito de estabelecer relações interpessoais, acreditando-se que fazer música em comum ajudaria a pessoa a perceber a presença do outro e aumentaria a auto-estima e a autoconfiança. Dessa forma, a musicoterapia contribuiria para a reestruturação do indivíduo, ajudando a ressocialização, além do exercício da liberdade de escolher instrumentos e atividades musicais. Não havia ainda nenhuma preocupação em provar a especificidade da música para a consecução dos objetos.

Emprega-se, desde esta época, uma técnica ativa, de abordagem não diretiva, em que o próprio grupo escolhe o que deseja fazer e os instrumentos musicais que deseja usar, dentre os disponíveis. Os musicoterapeutas não se limitam ao papel de observadores-ouvintes, mas participam das sessões tocando, cantando, dançando com os membros do grupo. Não há preocupação com a pedagogia musical ou com os resultados estéticos da música feita.

Naquela ocasião, considerava-se que a tarefa manifesta do grupo era "fazer música", mas o verdadeiro objetivo era compreender mais profundamente o comportamento dos pacientes visando modificá-los, no sentido dos objetivos propostos.

Existe, desde então, uma segunda parte na sessão, para que o grupo possa discutir e comentar sua atuação musical. Pretende-se, com esta discussão, fazer com que cada indivíduo do grupo se perceba e se compreenda melhor, pense sobre sua atitude face aos outros membros do grupo, suas dificuldades na participação, seus problemas e conflitos. Para a leitura do acontecer grupal eram utilizados os princípios de grupo operativo, traçados por Pichon-Rivière.

A musicoterapia era, e ainda é, basicamente compreendida como o processo de manifestar e dar forma aos conteúdos internos, reconhecê-los como próprios, passando de uma forma de comunicação não-simbólica (a música) à simbolização (a palavra).

Em virtude do grande número de questões levantadas, tornou-se uma exigência estudar e escrever sobre o trabalho desenvolvido, procurando suportes teóricos que permitissem a melhor compreensão e a possibilidade de reprodução do que estava sendo feito. O primeiro passo nesta busca de alicerces consistiu numa descrição do trabalho clínico, visando delinear quem era paciente-tipo da musicoterapia e o papel da música nas sessões.

A terapia era feita neste período com grupos de paciente psiquiátricos de quadros diversos, internados por períodos bastante curtos — em média trinta dias. Verificou-se que 64% dos pacientes dos grupos musicoterápicos eram esquizofrênicos, distribuindo-se os demais pelos diagnósticos de psicose maníaco-depressiva, psicose alcoólica, neurose de ansiedade e outros menos freqüentes; 43% situavam-se na faixa etária entre 21 e 30 anos, 25% entre 31 e 40 anos, e os restantes acima ou abaixo destas faixas. Quanto ao grau de instrução, 53% se limitavam ao primeiro grau, nem sempre completo, enquanto os restantes se distribuíam entre o analfabetismo, segundo grau e nível superior; os naturais do Rio de Janeiro eram 46% do total, seguidos pelos nordestinos que representavam 25%; sendo os restantes originários de outros estados do Brasil, havendo inclusive 2% de estrangeiros. Em relação à religião, 58% se diziam católicos, apenas 6% se disseram espíritas, professando os demais crenças diversas. A distribuição entre homens e mulheres era bastante próxima, com uma ligeira predominância masculina — 53%. Excetuando-se o sexo e a hipótese diagnóstica, havia falta de informação em percentagens diversas, sobre todos os outros aspectos. Pode-se então fazer o "retrato" do paciente atendido nos grupos musicoterápicos — homens e mulheres esquizofrênicos, entre 21 e 40 anos, cariocas ou nordestinos, católicos, instrução de primeiro grau e comprovadamente de baixa renda. Como não havia nenhum método de selecionar os pacientes para os grupos, é provável que a população do Instituto de Psiquiatria, nesta época, tivesse essas mesmas características.

O porquê do uso da música ainda não era definido com precisão.

Eram feitas afirmações tais como — o ritmo mobiliza "principalmente aspectos biológicos da pessoa", "sente-se o ritmo corporalmente", "a melodia é o aspecto afetivo da música, mobilizando sentimentos", "a harmonia é o aspecto mais intelectual da música". Chegava-se a afirmar que "eventualmente, apenas algum dos parâmetros do som — altura (sons graves ou agudos), intensidade (sons fortes ou fracos), duração (sons longos ou breves) e timbre (conjunto de harmônicos que caracteriza cada som) — será o material operativo". Considerava-se como função da música exercer "um papel de incitação, de estimulação, de ativação de pacientes, mobilizando e desenvolvendo sua capacidade de comunicação, de expressão e de diálogo através da relação com o musicoterapeuta, que propicia este processo".

Estas afirmativas dão a entender que a música, pelos efeitos que os sons exercem sobre o ser humano, é um recurso de mobilização, e que a relação com o terapeuta é que desenvolverá a capacidade de comunicação do paciente. Por outro lado, já existe uma indicação da tendência a considerar a música como linguagem, quando se fala sobre a necessidade de colher dados sobre a "história sonora do indivíduo, a qual não se refere exclusivamente ao dados musicais no sentido estrito da expressão, *mas também ao significado que o paciente atribui a sons, ritmos e músicas* que compõem sua paisagem sonora". Esta posição aparece mais claramente quando se diz que a expressão, através dos instrumentos musicais, visa a "integração do indivíduo ao grupo, a percepção do outro e a comunicação interpessoal, por meio de uma linguagem específica: a linguagem musical".

Considerava-se que essa linguagem permitia a auto-expressão do paciente, entendida meio confusamente como a "forma não-codificada" pela qual eram manifestados os conteúdos internos. Diante disto, era de fundamental importância procurar as formas pelas quais os pacientes se expressavam. Verificou-se que, durante a sessão, havia reproduções e criações musicais.

As criações eram predominantemente rítmicas e, na sua grande maioria, células ou estruturas binárias simples, tais como:

Quanto à reprodução musical, eram cantadas músicas populares brasileiras, músicas folclóricas e algumas músicas populares estrangeiras, mas habitualmente em suas versões nacionais. Chegaram, em raras ocasiões, a serem propostas músicas eruditas. A presença das músicas religiosas se fez sentir, e é curioso notar que, embora a maioria dos pacientes se dissessem cristãos, os "pontos de macumba" eram bastante freqüentes.

A grande incidência de criações rítmicas explicava-se pelo "desconhecimento musical", mas também pelo "estado de desorganização das funções psíquicas em que se encontra grande parte dos pacientes". E volta a noção de ritmo como função corporal:

> "É a partir do corpo (motricidade, sensações, ritmo) que se chega ao desenvolvimento da função simbólica. As atividades musicoterápicas tendem a começar centradas no ritmo e, posteriormente, chegam aos níveis mais abstratos de pensamento".

Nesta oscilação entre efeitos terapêuticos dos sons ou emprego da música enquanto linguagem, postula-se como fundamento teórico da musicoterapia, o princípio de ISO, compreendido como a "hipótese da existência de representações internas de sons, que caracterizam e fazem parte da identidade de cada indivíduo", modificando a noção de Benenzón de que existe "um som interno que nos caracteriza, um som que resume nossos arquétipos sonoros, nossas vivências intra-uterinas", etc.

Para a formação do ISO, a voz materna desempenha um papel da maior relevância, por ser uma das formas mais precoces de reconhecimento da mãe.

A partir destas vivências arcaicas articuladas à bagagem biológica de cada um (pulsações cardíacas, ritmo respiratório, de sucção, movimentos viscerais, etc.) o ISO se desenvolve e transforma de acordo com a influência do ambiente e as experiências de vida do indivíduo.

Outro princípio teórico aceito é a função do instrumento musical e da própria música de intermediar a relação terapêutica, permitindo a expressão indireta de aspectos conflitivos, o que os torna menos ameaçadores. O fato de o instrumento musical poder ser manipulado pelo paciente, produzindo sons, ou não, de acordo com sua vontade, foi considerado análogo ao uso de fantoches, para estabelecer contato com crianças autistas; por não trazerem ambos (instrumentos e bonecos) o elemento surpresa do comportamento humano, não provocam temor no psicótico.

Está presente nesta fase a noção de que a criatividade gera transformações, possibilitando que o comportamento cristalizado do sujeito se modifique no *setting* terapêutico e que esta experiência de mudanças seja transferida para outras situações de sua vida pessoal.

Numa segunda etapa, procura-se comprovar a ação da musicoterapia no sentido de obter resultados positivos na abertura de canais de comunicação e de proporcionar maior contato do paciente com a realidade que o circunda. Para tanto foi montada uma pesquisa em que os grupos musicoterápicos foram comparados com um grupo controle, de pacientes também internados na instituição, mas que não freqüentavam as sessões de musicoterapia. O estudo foi feito apenas com esquizofrênicos que, como se verificara anteriormente, constituíam a grande maioria dos pacientes musicoterápicos. Para comparar os grupos, foram empregados três recursos diversos: o estudo das altas, feito através dos prontuários; questionários, respondidos pelos pacientes; e observações diretas dos musicoterapeutas.

No estudo das altas, verificou-se que houve uma diferença significativa entre os grupos, sendo a porcentagem de altas médicas bem mais elevada no grupo musicoterápico do que entre os demais pacientes. As interrupções de tratamento foram bem mais freqüentes nos pacientes não submetidos à musicoterapia. Embora vários autores se refiram à redução do prazo de tratamento por influência da musicoterapia, isto não foi comprovado neste estudo.

Os musicoterapeutas observaram os pacientes durante três semanas para verificar se havia um aumento da iniciativa de sair do leito e dirigir-se ao pátio, e maior procura de companhia, no decorrer deste tempo. Não houve diferença significativa entre os grupos, no que se refere à iniciativa de sair da enfermaria. No entanto, quando tal acontecia, os pacientes musicoterápicos procuravam mais companhia que os pacientes controle.

– Os questionários foram compostos de sete questões:
– Qual é o nome de seu médico?
– Quais são os enfermeiros que você conhece?
– Quais são seus companheiros de enfermaria?

Se você pudesse escolher as pessoas para ficar em sua enfermaria, quem você escolheria?

– Quem você gosta de ter perto de você/ Por que?
– Quem você não gostaria que ficasse em sua enfermaria?
– Quem você procura evitar? Por que?

Estas questões foram respondidas três vezes, com o intervalo de uma e outra vez, pelos dois grupos, sendo que o primeiro questionário foi feito aos pacientes do grupo musicoterápico antes da primeira sessão de musicoterapia. Verificou-se, no terceiro questionário, a existência de diferenças significativas entre os dois grupos, no que se refere aos enfermeiros conhecidos e aos pacientes escolhidos ou não para partilhar a enfermaria. Nas demais questões, não houve diferença significativa na evolução dos dois grupos.

Nesta mesma pesquisa, procurou-se aprofundar o conhecimento sobre o processo musicoterápico em si, através dos comentários feitos pelos pacientes, na parte final da sessão, sobre sua atuação sonoro-musical. Verificou-se que estes comentários podiam ser divididos em três grandes grupos:

— referências à ação, ao "fazer" música,
— referências às relações interpessoais no grupo,
— referências a problemas de ordem pessoal, a conteúdos próprios.

No decorrer das sessões de musicoterapia, foi possível notar que os pacientes, a princípio, faziam referências principalmente à ação, logo superadas pelos comentários sobre as relações interpessoais. As referências a conteúdos próprios, embora menos freqüentes, mostram uma tendência ascendente. Observou-se que o grupo de comentários que apresentou maior índice foi o das referências às relações intergrupais. O aumento da capacidade de relacionamento parece ter se estendido a outras situações dentro do hospital, como se verificou através das observações feitas pelos musicoterapeutas e pelas respostas dadas aos questionários, mostrando maior conhecimento dos nomes dos enfermeiros e maior capacidade de escolha de companheiros para a enfermaria, por parte dos pacientes musicoterápicos.

É curioso notar que os pacientes apresentaram maior progresso no conhecimento dos enfermeiros do que de seus companheiros efetivos nas enfermarias. Por um lado, isto pode ser atribuído ao fato das numerosas alterações dos pacientes internados, enquanto os enfermeiros são constantemente os mesmos. Por outro lado, segundo Crowcroft, o paciente freqüentemente estabelece suas primeiras relações verdadeiras com o enfermeiro. A importância da enfermagem psiquiátrica, segundo o autor, "se expressa pela síndrome de linha da vida", denominação cunhada por Stanton e Schwartz, a partir da observação de que, em um pavilhão psiquiátrico por eles estudado, alguns pacientes necessitavam dormir próximo ao alojamento da enfermagem para permanecerem tranqüilos. O enfermeiro simbolizaria a permanência da saúde num universo de doentes, situação esta ainda mais enfática, quando este universo se caracteriza por uma constante rotatividade dos internados.

Todos os aspectos do estudo foram validados por métodos estatísticos, sendo os resultados obtidos considerados bastante relevantes, principalmente em se tratando de pacientes internados, com quadros agudos, por períodos muito curtos, o que não permitiu o desenvolvimento de um processo terapêutico.

O fato de a interferência terapêutica da musicoterapia ter sido comprovadamente positiva incitou à continuidade dos estudos. Já havia sido verificado *o que* ocorria. Era preciso então levantar hipóteses teóricas sobre o *como* e o *porquê*.

Os próprios fatos observados apontavam o caminho a seguir. O desenrolar dos comentários dos pacientes sobre o acontecer musical mostra que o processo musicoterápico apresenta uma evolução espiralar, tendo como centro a ação de fazer música, em torno da qual vão se desenvolvendo as potencialidades de relacionamento interpessoal e de manifestações de conteúdos internos conflitivos. A expressão sonoro-musical dos pacientes se dá através de um imenso repertório de canções populares e de improvisações rítmicas em compassos binário ou quaternário sincopados, característicos da música popular brasileira. É fato notável que até mesmo os pacientes com graves distúrbios de pensamento e de ligação com a realidade cantam corretamente as letras das músicas e, ao fim de poucas sessões, começam a expressar-se pertinentemente e com coerência de idéias.

Percebeu-se então que mesmo os pacientes com distúrbios na linguagem verbal conservavam um elo com a cultura através da música. O "fazer música" representava, portanto, a possibilidade de expressar-se através de uma linguagem, o que permitia a comunicação com o outro, o estabelecimento de relações interpessoais e o próprio desenvolvimento da linguagem verbal.

Segundo Bandler e Grinder, "qualquer que seja a escola de terapia e qualquer que seja sua ênfase e forma de tratamento típica, quando obtém êxito, envolve duas características:

1) um grande volume de comunicação na forma de linguagem;
2) uma modificação no modelo/representação do mundo do paciente."

Acham os autores que o papel dos terapeutas é enriquecer o modelo lingüístico do paciente, fazendo com que o mesmo explicite tudo aquilo que fica implícito em seu discurso. Quando vem à tona o que estava subjacente na fala do paciente, a percepção de seu mundo de experiências se amplia, diversificando seu leque de opções, única forma de modificar seu modelo/representação do mundo.

O processo musicoterápico, pela grande quantidade de comunicação através da linguagem musical, possibilita ao paciente sair de seu mundo autístico e penetrar no universo da relação. Cabe ao musicoterapeuta a dupla tarefa de incrementar a expressão sonoro-musical do paciente, possibilitando que este, através da produção de sons organizados comece a expressar algo da realidade interna que constitui seu modelo particular de mundo e de auxiliar o paciente a tornar conscientes estas emoções e sentimentos, trazendo explicitamente para a linguagem verbal o que está implícito tanto nas produções musicais quanto nos comentários posteriores.

Duas noções básicas começaram então a ser esboçadas. A música exerce uma função terapêutica por se constituir em uma linguagem, e não pelos efeitos do som sobre o organismo e psiquismo humano. O "fazer música" constitui-se em um trinômio — ação/relação/comunicação, intrinsecamente interligados —, e o processo musicoterapêutico se desenrola como uma espiral em torno de um cerne — a ação de "fazer música" —, deslocando-se o interesse do paciente através destes três aspectos, os quais são mais ou menos enfatizados de acordo com o momento da terapia.

As inúmeras referências ao prazer chamaram a atenção dos terapeutas — "foi bom", "gostei", "é um barato", "foi legal", são algumas das expressões mais encontradas nos comentários dos pacientes. É preciso levar em conta que estes pacientes são pessoas diagnosticadas como esquizofrênicas e portanto imersas num mar de angústia ou indiferença à realidade, o tão propalado embotamento afetivo, que não se podia constatar nas sessões de musicoterapia.

Esta presença do prazer, tão maciçamente expressa num universo de psicose, dirigiu os terapeutas ao que parecia o caminho óbvio — o princípio do prazer e o princípio da realidade, propostos por Freud. Nem sempre a solução mais simples corresponde ao que se espera; no entanto, no caso a visão psicodinâmica permitiu compreender grande parte dos fenômenos observados.

Tornou-se necessário, então, dirigir os estudos para a linguagem musical e suas peculiaridades e para o processo musicoterápico sob um enfoque psicodinâmico.

CAPÍTULO IV

MÚSICA E LINGUAGEM

"E Deus moldou o Homem em barro e,
soprando, infundiu-lhe a vida."

E o Homem ficou perplexo, atingido de roldão por uma infinidade de estímulos que despertavam em seu corpo sensações, às quais não sabia dar nome, nem tinha meios de controlar. O mundo era o Caos. Para poder agir e sobreviver, o Homem precisou dotar de sentido as informações recebidas, transformando o Caos em Cosmos. E o Homem criou a linguagem.

Embora a linguagem tenha sido criada e desenvolvida pelo homem, determina quase por completo seus pensamentos, dirigindo, conseqüentemente, grande parte de suas ações. Com freqüência não se percebe, mas é difícil conceber a realidade fora dos conceitos lingüísticos de que se dispõe, a tal ponto que diversos autores consideram que a linguagem é não apenas um produto cultural, mas se confunde ou se funde com a própria cultura.

Dentro de qualquer sistema lingüístico, as experiências e vivências serão traduzidas por um determinado número de símbolos que, no entanto, serão sempre insuficientes para abrigar toda a riqueza e diversidade do percebido, o que faz com que grupos culturais diferentes possuam diferentes representações da realidade, visões do mundo próprios e peculiares.

Segundo Bandler e Grinder, "há uma diferença necessária entre o mundo e qualquer modelo ou representação particular do mesmo" e até pessoas pertencentes ao mesmo grupo cultural, por se situarem em ambientes diversos e possuírem histórias de vida diferentes, acrescentarão ou suprimirão aspectos destas representações culturais da realidade. Acham ainda os autores que "os processos pelos quais as pessoas empobrecem sua representação do mundo" são semelhantes aos que usam para empobrecer sua comunicação, sendo, portanto, objetivo das terapias, o enriquecimento do modelo lingüístico do paciente, a fim de possibilitar o enriquecimento de seu modelo de mundo e, conseqüentemente, dar-lhe opções mais saudáveis de vida.

As limitações da percepção e concepção da realidade impostas pelas limitações lingüísticas habitualmente não são conscientes, porque, afirma Lacan, "não há língua existentes a que se ponha a questão de sua insuficiência para cobrir o campo do significado, visto ser um efeito de sua existência de língua o responder ela a todas as necessidades".

A insuficiência da linguagem é uma questão que começa a ser discutida em época relativamente recente. Edward Sapir (1921), um lingüísta clássico que estuda a linguagem, entre outros aspectos, como produto histórico, diz que "a linguagem é *essencialmente perfeita* do ponto de vista da expressão e comunicação entre todos os povos conhecidos" (grifo nosso). Atualmente, com os novos enfoques sobre as limitações lingüísticas e os problemas de comunicação humana, existe uma preocupação crescente com o estudo da linguagem por parte de autores de linhas tão diversas quanto Lacan ou o grupo de Palo Alto.

As psicoterapias são calcadas fundamentalmente na linguagem verbal, que vai intermediar a relação terapêutica. Segundo Watzlawick, uma série de mensagens trocadas entre pessoas constitui o que chama de interação, e a interação terapeuta/paciente vai propiciar a modificação das situações conflitivas, através da introdução de dados novos na percepção que o paciente tem da realidade que vivencia.

À luz destes novos conhecimentos, um número cada vez maior de psicoterapeutas aponta como uma das questões centrais, no campo da psiquiatria, o aprofundamento dos estudos sobre a linguagem, que permitam uma percepção mais aguda daquilo que é veiculado pelo paciente.

Dentro desta perspectiva, a primeira tarefa que se impõe aos musicoterapeutas para atribuir à música o *status* de procedimento terapêutico é discutir se ela se constitui ou não em linguagem.

A linguagem, de acordo com Jakobson, "é de fato o próprio fundamento da cultura" e o principal instrumento da comunicação informativa e, obviamente, deve haver um código comum entre os participantes para que a "interação" se torne adequada.

Segundo U. Eco, um código "representa um sistema de probabilidades, sobreposto à eqüiprobabilidade do sistema inicial", para permitir a comunicação. Este sistema

> "estabelece um repertório de símbolos que se distinguem por oposição recíproca; suas regras de combinação e, eventualmente, a correspondência termo a termo entre cada símbolo e um dado significado (sem que um código deva, necessariamente, possuir juntas estas três características)".

No caso especial do código, que é a linguagem verbal, isto

> "implica a seleção de certas entidades lingüísticas e sua combinação em unidades lingüísticas de mais alto grau de complexidade; quem fala seleciona palavras e as

combina em frases, de acordo com o sistema sintático da língua que utilize; as frases, por sua vez, são combinadas em enunciados" (Jakobson).

A música possui as características de um código? Seus elementos constitutivos podem configurá-la como linguagem? É possível haver interação através da música?

Numa definição muito simples, música é a organização de relações entre sonoridades, simultâneas ou não, no decorrer do tempo. Sons (e silêncios) são combinados e encadeados entre si, formando ritmos, melodias e harmonias.

O ritmo é basicamente a ordenação do movimento, formando um elo entre espaço e tempo. Tratando-se de música, seus elementos básicos são a duração e a acentuação das sonoridades. A duração vai definir o andamento — sons curtos repetidos vão caracterizar um ritmo rápido, sons prolongados, um ritmo lento. A acentuação vai permitir distinguir uma simples pulsação, ou seja, uma seqüência regular de sons iguais (♩ ♩ ♩ ♩), de ritmos binários (♪♪♪♪♪♪), ternários (♩ ♩ ♩ ♩ ♩ ♩), ou qualquer outro (♪♪♪♪♪♪♪♪), em que um dos sons ou um dos tempos é acentuado com maior intensidade que os demais. As combinações de durações e acentuações vão formar os diversos ritmos, permitindo que se possa perceber claramente a diferença entre um samba, uma valsa, uma marcha ou um xaxado.

Habitualmente, o ritmo é apontado como a faceta mais primitiva da música, e ligado à vida biológica. No entanto, Ducourneau apresenta outro ponto de vista:

"o ritmo musical é um dos principais elementos da expressão de sentimentos. É preciso notar que todas as indicações usadas na música para indicar o movimento são em sua origem indicações afetivas (por exemplo: *Allegro* — alegremente)".

Outros termos: *affettuoso, agitato, amabile, con anima, giocoso, marziale, risoluto,* e daí por diante.

O elemento primeiro da melodia são os intervalos entre alturas de sons, que se sucedem em movimentos ascendentes e descendentes, isto é, a melodia é formada por uma seqüência de sons, em notas ora mais graves, ora mais agudas. Pode-se defini-la como o desenvolvimento horizontal da música. É muito freqüente a atribuição de uma relação direta da melodia com a emoção, com a afetividade.

A harmonia se caracteriza pela superposição de intervalos sonoros, ou simultaneidade de notas, formando acordes que se encadeiam no decorrer da composição. A harmonia é a verticalidade e costuma ser encarada como o aspecto mais intelectual ou racional da música.

Todas estas divisões têm apenas um objetivo didático. Estes três elementos estão interligados na música, e cada um deles contribui para a apreensão e compreensão dos demais. Melodia e harmonia, pressupondo sucessão e movimento, não podem existir sem ritmo. As curvas da linha melódica e a distribuição dos acordes vão indicar as acentuações que caracterizam o ritmo, tornando-se desnecessário acentuá-lo pela maior intensidade em um dos tempos.

A música não é a soma destes três aspectos, mas a relação entre melodia, harmonia e ritmo. Qualquer modificação em um destes elementos vai alterar o caráter da composição musical.

Do mesmo modo, é artificial correlacionar o ritmo à vida biológica, a melodia à vida afetiva e a harmonia à vida intelectual.

Juan Carlos Paz, com uma opinião oposta à correntemente veiculada, afirma que o estilo harmônico corresponde à ordem emocional, enquanto o contrapontístico, horizontal por excelência, está correlacionado a uma concepção abstrata, intelectualizada. Como a música é feita de relações entre os elementos sonoros, toda compartimentação revela-se falsa.

O ritmo, como notou Ducourneau, pode induzir não só movimentos, mas também estados emocionais; a mesma melodia pode tornar-se alegre ou angustiante, pelas características da harmonia que a acompanha; a intelectualidade está presente nos três elementos básicos, quando da composição e interpretação musical.

Não se pode ainda esquecer o timbre e a tessitura, consideradas contemporaneamente como componentes da maior importância para imprimir o caráter da música.

O timbre é o que caracteriza a sonoridade de cada instrumento (ou cada voz humana). É a qualidade de som própria a cada um. A seleção e combinação de timbres vai dar o "colorido" da peça musical.

A tessitura forma a "trama" da composição musical, que pode ter uma grande densidade de sonoridade ou apresentar sons mais rarefeitos e esparsos.

Existem ainda inúmeros outros aspectos que vão interferir na estruturação e no clima da música, mas, para os propósitos deste capítulo, não cabem ser aqui discutidos.

Pode-se, portanto, perceber que fazer música implica selecionar e combinar sons e seus parâmetros (alturas, intensidades, durações e timbres), que vão formar unidade mais complexas (ritmos, melodias, harmonias), cuja fusão e desenvolvimento vão constituir uma determinada peça musical.

Diz U. Eco que

"uma sonata clássica representa um sistema de probabilidades em cujo âmbito é fácil predizer a sucessão e a superposição de temas; o sistema tonal estabelece regras de probabilidade com base nas quais meu prazer e minha atenção de ouvinte são dados justamente pela expectativa de determinadas resoluções do desenvolvimento musical sobre a tônica".

Para tal fruição e compreensão, é necessário que o ouvinte esteja familiarizado com este sistema de probabilidades ou código musical. Um indígena das selvas brasileiras possivelmente não perceberá e usufruirá estas músicas do mesmo modo que um erudito europeu.

Do ponto de vista da organização e estruturação, a música apresenta analogias com a linguagem verbal.

A linguagem verbal é um código que implica a seleção de palavras — que são as unidades mais simples — e sua combinação em unidades mais complexas — frases, enunciados, de acordo com as regras sintáticas da língua utilizada.

A música representa um sistema de probabilidades, cujas regras modificam a eqüiprobabilidade de qualquer som suceder-se ao anterior, permitindo que a sonoridade se transforme em comunicação musical. Através destas regras, são relacionados intervalos, timbres, durações, etc., que se combinam entre si, formando estruturas mais complexas — ritmos, melodias, harmonias — cujo desenvolvimento vai constituir o discurso musical. Pode-se, portanto, depreender que a música tem regras para a combinação de seus diversos elementos, preenchendo então determinadas qualidades do código, que caracterizam a linguagem.

Para Jakobson, o principal meio de comunicação informativa é a linguagem verbal, mas Watzlawick aborda a questão por outro ângulo: a linguagem, na sua pragmática, apresenta duas faces distintas, porém complementares, a que chama de comunicação analógica e, comunicação digital. Esta última processa-se através das palavras (e seus significados), que são manipuladas de acordo com as regras sintáticas da linguagem. A comunicação analógica é, "virtualmente, toda comunicação não-verbal". Segundo o autor, o não-verbal não deve se restringir apenas aos movimentos corporais, mas abranger "inflexão de voz, seqüência, ritmo e cadência das próprias palavras". Todos estes aspectos por ele mencionados podem ser interpretados como "a música da fala".

Ainda de acordo com Watzlawick, "sempre que a relação é o ponto central da comunicação, verificamos que a linguagem digital é quase anódina" e que "confiamos quase exclusivamente na comunicação analógica". Isto talvez seja devido ao fato de a linguagem analógica ter "suas raízes em períodos muito mais arcaicos da evolução" e, mais ainda, enquanto as palavras são sinais arbitrários, sem qualquer correlação com aquilo que representam, a comunicação analógica possui algo "como-coisa" para expressar a coisa.

Na comunicação analógica, são de fundamental importância para a expressão das relações ou dos afetos ligados a estas relações, as intensidades, as acentuações, as durações, as alturas que constituem "a música da fala" e que têm pontos de contato com a música propriamente dita. A principal diferença entre a fala e a música, sob este ponto de vista, é que a linguagem verbal é

63

horizontal, possuindo somente o aspecto melódico, enquanto a música se caracteriza por admitir, e até mesmo exigir, a verticalidade, ou seja, a harmonia. Tem, portanto, muito maior riqueza expressiva.

Chega-se, então, à segunda questão a ser abordada: se toda linguagem é informativa, o que é comunicado pela música?

A linguagem verbal, sob o aspecto digital, é constituída por "unidades significativas" ou palavras, que são símbolos com "uma relação sem motivo e não natural com aquilo que indica".

O signo verbal, ou palavra, é uma unidade indissolúvel de dois constituintes — o significante e o significado, como duas faces da mesma moeda. Num dado código ou linguagem, um significante denota um significado. É necessário aqui distinguir significado de referente. A palavra não une um nome a uma coisa, mas uma imagem acústica (o significante) a um conceito (o significado), que pode ou não corresponder a um objeto real, um referente. O laço entre significante e significado é arbitrário, de acordo com a convenção semântica de cada língua. Fora desta convenção não há qualquer correlação entre uma palavra e aquilo que representa. No entanto, este laço torna-se necessário para quem fala, na medida em que a referência é imposta pelo código lingüístico, donde determinado significante denota, forçosamente, um significado. "A relação direta e unívoca, rigidamente fixada pelo código" (Eco).

A rigidez da linguagem verbal é abrandada pela relação de conotação. "A conotação ocorre quando o par significante e significado denotado se tornam, juntos, o significante de um significado acrescentado" (Eco).

Na linguagem musical não existe a relação de denotação, logo não existe o par significante-significado denotativo. Guiraud-Caladou propõe o termo *musicante* para o significante musical, que é fundamentalmente distinto do verbal, por não fazer referência a conceitos ou não denotar significados.

A linguagem verbal também possui inúmeros componentes não-referenciais e conotativos. No entanto, segundo Jakobson, todo ato de comunicação verbal "requer um contexto *a que se refere* (...) apreensível pelo destinatário (...)". Ou seja, toda mensagem verbal inclui a função referencial. Ainda de acordo com o autor, a linguagem compreende cinco diferentes funções:

1. *Expressiva ou emotiva* — em que a atividade comunicacional está centrada no emissor.

2. *Apelativa* — centrada no emissor.

3. *Conativa ou referencial* — centrada no referente.

4. *Poética ou estética* — na mensagem em si.

5. *Metalingüística* — no próprio código utilizado.

A estruturação de uma mensagem verbal depende, basicamente, da função predominante, estando todas presentes em diferentes hierarquizações.

A linguagem musical exclui a função referencial que pode apenas ser sugerida por conotações. A função estética é central na música. A ênfase nas funções apelativa ou expressiva será dada caso o emissor procure despertar no ouvinte determinadas sensações ou emoções, ou simplesmente externá-las e dar-lhes forma.

Outro problema deve ser solucionado. Se um significante é indissoluvelmente ligado a um significado, o que ocorre com o musicante? Pode-se levantar a hipótese, a partir de estudos e pesquisas realizadas que, como no aspecto analógico da linguagem verbal, o significado da música é a expressão de afetos conotados e não denominados. O par do musicante seria conotativo de relações de afeto e a significação musical seria de ordem emocional.

Levantar esta hipótese é correr em campo minado, onde se vai deparar com um contingente de opositores respeitáveis. Para citar apenas alguns, pode-se escolher o compositor Igor Stravinsky, que afirmava ser sua música apenas música, sem qualquer significado além de sua própria existência musical. Juan Carlos Paz, um ardoroso defensor da música contemporânea que, segundo o autor, conseguiu "despojar-se (...) de todo valor oportunista, intenções extramusicais, finalidade representativa, sentimentalismo tradicionalista (...)", acredita que se deve procurar "uma rigorosa higiene mental na música, no sentido de despi-la de truques literários e sentimentais e de conceder-lhe virtual autonomia estética, delimitação definida e concretude espacial". A verdade da música até o classicismo, para Paz, foi este despojamento, sendo o aspecto "sentimentalóide" um desvirtuamento desta "arte autônoma" pelo romantismo do século 19.

Em defesa da função expressiva da música encontra-se também uma legião de nomes igualmente respeitáveis. O compositor Aaron Copland acha que toda música tem "um certo significado" escondido por trás das notas", não se resumindo, portanto, apenas ao material sonoro, musical. Para Copland, a música expressa uma infinidade de estados de espírito, emoções, afetos, que exemplifica citando "serenidade ou exaltação, tristeza ou vitória, fúria ou delícia". Schoenberg, um dos compositores que revolucionaram a música no século 20, criando o dodecafonismo, aborda a função apelativa, aquilo que a música desperta no ouvinte, dizendo:

> "Música é o resultado da combinação e sucessão de sons simultâneos, de tal forma organizados que a impressão causada sobre o ouvido seja agradável e a impressão sobre a inteligência seja compreensível e que estas impressões tenham o poder de influenciar os recantos ocultos de nossas almas e de nossa esferas sentimentais e que esta influência transporte-nos para uma terra de sonho, de desejos satisfeitos, ou para um pesadelo infernal de... etc..., etc.".

Para que a música desperte estas emoções é preciso que seu "discurso" esteja comunicando estas impressões ao ouvinte, ou seja, que a peça musical as expresse. O próprio Shoenberg, em carta a Stiedry, primeiro intérprete de sua Sinfonia, diz: "Os problemas musicais e *psiquícos* estão apresentados de maneira exaustiva nos dois primeiros movimentos" (grifo nosso).

As funções apelativa e expressiva se interpenetram e a maior ênfase em uma ou outra depende do momento e do uso que se pretende da peça musical.

Guiraud-Caladou propôs o termo *musicante*, a partir de uma pesquisa sobre a "mensagem" contida no último movimento da 2ª Sinfonia de Mahler, a *Ressurreição*.

Estruturou sua pesquisa após a leitura das "Variações psicanalíticas sobre um tema de Mahler", onde Théodor Reik conta que, após ter sido convidado a redigir o elogio fúnebre de seu psicanalista, Karl Abraham, começou a controlar inadvertidamente um tema musical, que só posteriormente identificou como sendo os primeiros compassos do movimento denominado "Anunciação". Reik descreve ainda a passagem pela qual caminhava, quando o trecho musical surgiu inopinadamente em seus pensamentos.

Durante horas, sempre que pensava no discurso que deveria redigir, o tema voltava de forma obsessiva à sua mente. Em sua obra, Reik mostra que desejava inconscientemente a morte de Abraham, a fim de sucedê-lo na Sociedade Psicanalítica de Viena. Acresce que Abraham o considerava um pesquisador, mas sem grande valor como terapeuta.

Gustav Mahler compôs este último movimento da 2ª Sinfonia após a morte de Hans von Bülow, que custou muito a aceitá-lo como aluno. Bülow adoece, Mahler o substituiu à frente da orquestra. Após sua morte, durante a cerimônia fúnebre, surge subitamente, de forma clara e precisa, a inspiração para compor a obra há tanto tempo iniciada.

Espicaçado pelos pontos de contato entre as duas situações, Guiraud-Caladou apresentou o tema a 275 ouvintes que, com raras exceções, não conheciam a obra. Aqueles que a conheciam, tinham vagas lembranças do tempo da educação musical escolar. Após a audição, foi pedido que cada ouvinte respondesse individualmente, por escrito, às perguntas:

1) O que você tem a dizer após esta audição?

2) Que paisagem esta música sugere a você?

Foi, em seguida, distribuído um impresso com a repetição da segunda pergunta, acrescido de uma terceira: "O que você sentiu?" — cujas respostas eram calcadas nas palavras de Reik para descrever a paisagem e os sentimentos que o assolavam quando a música começou a obcecá-lo. As respostas deviam ser marcadas "Sim" ou "Não". A última pergunta era: "Que título você daria a esta obra?"

As respostas à primeira questão livre puderam ser agrupadas em dois grandes blocos: dos ouvintes que experimentaram sentimentos e emoções que sugeriam sofrimento e morte, e aqueles que vivenciaram sentimentos de apaziguamento, como um pós-sofrimento, um pós-morte.

A segunda questão livre proporcionou quatro tipos de respostas: a água, a neve, a luz, o céu, que, segundo o autor, eram simbólicas de um renascimento; a igreja, a catedral, a floresta, a obscuridade, a noite, que repetiam as situações reais vividas por Mahler (a igreja) e por Reik (a floresta à noite); as montanhas, a imensidão, o sol, o vento, as nuvens, a tempestade, representações em imagens da *Ressurreição*.

São discutíveis os agrupamentos de imagens e, principalmente, as associações feitas por Guiraud-Caladou entre as imagens e aquilo que representariam. No entanto, respeitando a forma com que o autor reuniu as imagens propostas pelos ouvintes, o primeiro grupo sugere claridade, limpidez (nascimento, vida?); o segundo, escuridão (introspecção, morte?) e o terceiro, força, grandiosidade, poder superior (transcendência?).

As questões indutivas são tendenciosas, pelo fato de não terem sido oferecidas alternativas que contradissessem o que foi sentido e vivenciado por Reik.

Quanto ao título da peça, houve uma diversidade muito grande, mas o autor aponta como dado curioso o fato de "Ressurreição" ter aparecido seis vezes, "Vida", oito vezes e "Renascimento" uma vez.

O autor aponta várias direções a serem repensadas, mas conclui:

1) que a música, pelos momentos de tensão e repouso, cria expectativas que serão ou não satisfeitas;

2) que a música não se reduz apenas à forma, revelando algo que se elabora para o ouvinte no momento da audição;

3) que ela traduz o ambiente sociocultural do compositor;

4) que a música é significante;

5) que não há uma correspondência obrigatória entre um significante musical (um musicante) e o sentimento vivenciado por cada um; e

6) que a significação do musicante repousa essencialmente no campo das vivências.

Em pesquisa realizada no Instituto de Psiquiatria da UFRJ sobre a audição musical por parte de pessoas consideradas normais e pessoas consideradas esquizofrênicas, chegou-se a algumas conclusões semelhantes às de Guiraud-Caladou. A música é significante e os significados atribuíveis ao musicante, embora sejam amplos, não são ilimitados.

Foram selecionados, para pesquisar o musicante, quatro trechos gravados, bastante distintos e contrastantes entre si. As pessoas, individualmente testadas, dispunham de dois minutos após a audição de cada trecho para falar livremente sobre o escutado. Caso não ocorressem comentários espontâneos, o entrevistador formulava as seguintes perguntas:

• Qual foi a primeira idéia, a primeira coisa que passou pela sua cabeça ao ouvir esta gravação?

• Como você se sentiu ao ouvir esta gravação?

• Por que?

As falas dos sujeitos foram divididas em quatro grandes grupos, que mostram:

1) a percepção objetiva dos elementos musicais;
2) as fantasias;
3) as recordações de eventos da própria vida;
4) os afetos despertados pelos trechos ouvidos.

O primeiro trecho, construído pelos pesquisadores, constituiu-se, basicamente, de uma batida em dois tempos do compasso ternário, em ritmo obsessivo, sugerindo batimentos cardíacos, acompanhada durante a parte inicial por barulhos de água. Em uma progressão longitudinal, ouve-se ruídos respiratórios, mastigatórios, pré-vocais, tosses, resmungos, riso de mulher adulta, choro de criança, canção de ninar em boca "chiusa" e com letras articuladas por vozes masculina e feminina e novamente somente entoada, finalizando apenas com a onipresente batida em dois tempos.

Em relação à percepção do escutado, verificou-se que os sujeitos normais referem-se sempre a mais de um dos elementos sonoros que compõem o trecho e que quase metade dos sujeitos esquizofrênicos referiam-se apenas a um elemento, o que sugere ou um bloqueio da comunicação do percebido ou um bloqueio da própria percepção, ou ambas as hipóteses — o que está de acordo com os conceitos de "ataques ao vínculo" e "ataques à percepção", formulados por Bion.

Entretanto, observa-se também que, em ambos os grupos, as referências aos elementos sonoros são pertinentes à realidade do trecho.

Observou-se que os pacientes esquizofrênicos apresentavam uma grande pobreza nas suas fantasias, mesmo quando expostas através de um discurso prolixo. A maioria dos pacientes se fixou em apenas um ou dois dos elementos sonoros, fazendo fantasias bastante restritas sobre os mesmos, com pobreza de imagens. Não se pôde perceber tentativas de achar um sentido globalizante para o trecho, que parecia ser encarado como composto por partes sem relação entre si.

Em contraposição, a maioria dos sujeitos normais associam diversos elementos para a doação de um sentido único ao trecho.

Apenas um sujeito normal e cerca de 30% dos esquizofrênicos falaram sobre fatos passados da vida pessoal. No entanto, o sujeito normal o fez de maneira casual, enquanto os esquizofrênicos se detiveram nestas recordações, a maior parte delas provocadas pelo choro ou pela água, sendo revestidas de fortes cargas emocionais.

Quanto à expressão de sentimentos, os sujeitos normais se sentiram curiosos, intrigados, "na expectativa", com exceção de um sujeito que se revelou claramente desagradado.

Quase todos os sujeitos esquizofrênicos revelaram cargas afetivas profundamente negativas, embora alguns tentassem negar os sentimentos desagradáveis nas primeiras falas, chegando a expressá-las posteriormente, no decorrer da testificação.

O segundo trecho — uma bateria de escola de samba — provocou comentários sobre Carnaval, festa, chope, alegria, sem grandes fantasias em ambos os grupos. As cargas afetivas atribuídas ao trecho foram predominantemente positivas, embora algumas pessoas "esquizofrênicas" recordassem situações penosas ligadas ao Carnaval.

O terceiro trecho — um fragmento do "Dies Irae", do compositor contemporâneo Penderecki, estimula o ouvinte a vivenciar situações emocionais de ausência de referenciais, uma vez que constitui um arranjo musical sem as notas de tensão e repouso da harmonia tradicional. Há apenas alguns momentos de diminuição da tensão, em que um coro masculino entoa uma passagem sugerindo o "cantochão".

Tanto os sujeitos esquizofrênicos quanto os normais fazem alusão às partes cantadas, correlacionando-as com música sacra.

Todos os sujeitos normais e apenas metade dos sujeitos esquizofrênicos fazem fantasias sobre este trecho. Os conteúdos emergentes são sempre ligados à morte, terror, rituais religiosos e macabros.

Mais da metade dos sujeitos esquizofrênicos não faz qualquer referência a situações passadas. Os restantes recordam vivências de religiosidade. Alguns sujeitos normais fazem referências casuais a eventos como ópera, música ouvida na TV e coisas semelhantes.

Apenas um dos sujeitos esquizofrênicos não faz qualquer referência à emoção ou sentimentos. Quase todos se referem a medo, terror, assombro, embora às vezes não consigam expressar de forma discriminada a emoção vivenciada. Todos os sujeitos do grupo normal referiram-se a sentimentos de desagrado em relação ao trecho. Apenas um refere-se a sentimentos de paz ligados à parte do trecho que evocava o cantochão.

O quarto e último trecho — um fragmento do Concerto n$^{\circ}$ 25, de Mozart, trouxe referências a festas ou bailes antigos, bodas, bailarinos e ao Hino Nacional (talvez pelo intervalo de 4$^{\underline{a}}$ justa presente no tema, na Marseillaise e no Hino Nacional brasileiro) e provocava uma sensação de bem-estar.

Esperava-se, com a disposição de estímulos sonoros do trecho I, propiciar ao ouvinte uma vivência sonoro-musical que evocasse os primórdios do desenvolvimento do ser humano e pudesse sugerir as idéias básicas de "nascimento", "lactação", "relação inicial com a mãe e com o pai". O som produzido pela água e pelo ritmo "cardíaco" reforça a evocação destas vivências primitivas. O fato de o choro infantil ter-se iniciado durante o riso feminino provoca uma reação de desconforto, talvez por sugerir uma rejeição da criança pelo adulto. A canção de ninar, que se segue, proporciona uma lembrança das figuras parentais, tentando restituir a calma à criança.

O "clima" predominante neste trecho tinha intenção de despertar no ouvinte memórias de vivências primitivas.

Através dos dados obtidos, verificou-se que os sujeitos esquizofrênicos não formulam uma interpretação que reúna os diversos elementos sonoro-musicais que compõem este trecho (sons de água, batimentos, respiração, sons pré-vocais, choro, riso, acalanto, etc.). Constata-se que os sujeitos referem-se a cada um destes elementos de forma estanque e isolada, sem integrá-los em uma interpretação global. Ressalta-se que os elementos mais referidos foram o choro e a água, seguidos pelos batimentos, sendo interessante notar, ainda, que as fantasias e recordações desencadearam-se a partir destes três elementos, em particular o choro e os sons de água. Observa-se, também, a predominância de sentimentos de desprazer evocados pela audição, referidos de forma enfática.

Quanto ao grupo dos sujeitos "normais", verificou-se a tentativa de formular uma interpretação global e integrada dos diversos elementos sonoro-musicais ouvidos, conquanto a água e os batimentos tenham sido os mais citados. Não foram evocados situações da própria vida através da audição deste trecho e as fantasias referiam-se aos diversos elementos que, conjugados, formaram estórias relacionadas à vida (passagem, etapas, dinâmica). Observa-se, igualmente neste grupo, a predominância de sentimentos de desprazer, porém referidos de forma mais amena, ligados a ex- pectativa, curiosidade e dificuldade de dar um sentido ao todo.

Os dados obtidos parecem sugerir que existem diferenças entre os dois grupos em relação à atribuição de sentido, ao trecho ouvido. Existem, no entanto, semelhanças entre os dois grupos, em relação às cargas afetivas negativas vivenciadas, despertadas pela audição, tanto expressas como diretamente ligadas à música ("não gostei", "me deixa tenso", etc.) quanto presentes às fantasias e recordações que se referiam quase sempre a situações desagradáveis, difíceis, de sofrimento.

O segundo trecho, o fragmento de bateria de escola de samba, visava situar o ouvinte em seu universo cultural, por representar um fato marcante para o povo brasileiro — o Carnaval. O clima catártico, gerado pelo ritmo forte e organizado, que induz à dança e ao movimento, provocaria evocações de vivências e relacionamentos com o meio social.

Verificou-se, através dos dados obtidos, que tanto os sujeitos esquizofrênicos quanto os "normais" referiram-se ao trecho escutado de forma análoga, seja em relação à percepção da música propriamente dita, às poucas fantasias associadas e à carga afetiva, predominantemente positiva.

Em relação às recordações evocadas pela audição do trecho, puderam ser observadas algumas diferenças entre os dois grupos: os sujeitos normais evocaram circunstâncias casuais, ligadas ao Carnaval, enquanto os sujeitos esquizofrênicos referem-se a situações de doença, internações e conseqüentes dificuldades em participar desta catarse coletiva.

Esperava-se que o ouvinte do terceiro trecho, em virtude da imprevisibilidade do segmento sonoro, tivesse despertados, em si, sentimentos de ansiedade, insegurança, tensão. As características de imprevisibilidade da música deste trecho podem ser correlacionadas a um sentimento de expectativa diante de um "futuro desconhecido".

Foram observadas correlações nas reações dos dois grupos face à audição deste trecho em todos os aspectos estudados: percepção da música propriamente, fantasias e recordações, cargas afetivas correspondentes.

O quarto trecho visava proporcionar ao ouvinte a vivência de sentimentos de tranqüilidade, segurança, relaxamento e confiança.

Os comentários referentes à percepção deste trecho, nos dois grupos, foram pertinentes ao escutado. Com relação às fantasias despertadas pela audição, observam-se, igualmente, semelhanças entre os dois grupos (festas, pompa, pessoas dançando, filme antigo, etc.). Ressalta-se as cargas positivas de afetos, referidas pelos sujeitos de ambos os grupos.

Não houve diferenças substanciais entre as pessoas "normais" e "esquizofrênicas" quanto aos diversos trechos musicais. Os grupos diferiram primordialmente porque as pessoas "normais" referiam-se mais objetivamente ao trecho ouvido, enquanto as pessoas "esquizofrênicas" faziam mais referências às vivências pessoais, a aspectos subjetivos.

Pode-se concluir, através dos diversos pontos abordados, que a música é uma linguagem que cumpre as funções expressivas, apelativa e estética, diferindo da linguagem verbal por ser não referencial. A linguagem musical possui uma "sintaxe" própria e, sob o ângulo "semântico", comunica significados através de conotações, cuja peculiaridade reside no fato de o "musicante" não estar ligado ao par denotativo, como ocorre na linguagem verbal. Do ponto de vista da pragmática, a linguagem musical apresenta muito maior riqueza do que o aspecto analógico da linguagem verbal, por admitir a verticalidade, enquanto a "música da fala" é apenas horizontal, com muito menos recursos expressivos.

Acredita-se, portanto, que é possível a interação através das funções expressiva e apelativa da música. Esta hipótese baseia-se na premissa de que a linguagem musical, embora não denote significados, permite a atribuição de conotações amplas, mas não irrestritas, ligadas à área afetivo-emocional, conotações estas influenciadas pelas vivências de cada um.

A música, portanto, pode ser usada como linguagem terapêutica, e a musicoterapia é um tratamento legítimo, que deve desenvolver seus procedimentos, sua técnica própria, além da visão teórica que permita iluminar o processo terapêutico.

CAPÍTULO V

O PRAZER COMO TERAPIA

A musicoterapia dá prazer. "É bom", "Foi legal", "Me diverti", "É um barato". A musicoterapia diverte, agrada, distrai. Dá prazer. Talvez por isso muitos não a aceitem como um tratamento legítimo, mas apenas como distração, diversão, lazer. É muito arraigada na humanidade a noção de que a doença é ligada ao mal, ao pecado, envolvendo aspectos punitivos. Nos povos primitivos a doença era resultante da quebra de algum tabu. Com a perda da proteção do totem, o infrator era alvo de sua cólera e tinha o corpo invadido por alguma entidade maligna. A cura consistia na expulsão do espírito mau. Em todas as religiões desde a antiguidade greco-latina até o período judaico-cristão, são citados exemplos de pessoas acometidas de terríveis males por terem ofendido aos deuses. Muitas vezes o castigo recaía sobre comunidades inteiras, como no caso das pragas do Egito. Cristo curava os doentes perdoando os pecados.

Modernamente, nota-se entre as classes mais privilegiadas, um crescente descaso pelos dogmas da religião "oficial" e descrença nos atos religiosos da confissão, contrição e perdão. A crença sobre a doença foi substituída por algo mais sofisticado. Atualmente se diz que o doente "fez" sua doença, sua cefaléia, suas gripes, seu câncer, para não falar apenas nas suas neuroses, ansiedades, obsessões. Como num pecado, não contra os deuses, mas contra si próprio, o homem adoece. Se a doença é decorrente de uma culpa, é preciso que o culpado se submeta a algum ritual purificador, pagando com o próprio sofrimento os males que porventura tenha cometido. O provérbio popular confirma esta crença na necessidade da dor — "O que arde cura". E o que mais se ouve da boca de pessoas que passam pelas mais variadas terapias é que "o processo de crescimento é maravilhoso, mas envolve muito sofrimento", "é muito doloroso mudar", e outras afirmações do mesmo teor.

E a musicoterapia se centra no prazer, no prazer de tocar, de ouvir, de

73

movimentar-se. Poderá ser terapêutica? Mais ainda, pode aspirar ao *status* de tratamento? Para quem?

Segundo Freud a neurose resulta de um conflito entre o id e o ego. Na psicose este conflito se dá entre o ego e a realidade externa e culmina, no caso das esquizofrenias, "em um embotamento afetivo, isto é, a perda de todo o interesse no mundo exterior". Acha ainda que toda psicose é motivada pela privação "de um daqueles desejos infantis, jamais dominados, que se arraigam tão fundamente na nossa organização, determinada pela filogenia. Esta privação tem sempre no fundo uma origem exterior (...)." A psicose resulta, portanto, de um conflito entre o ego e o mundo externo. O ego fracassa na sua função de conciliar as exigências próprias e as da realidade, "deformando-se, tolerando danos a sua unidade ou inclusive dissociando-se em alguns casos".

O mundo exterior também representa seu papel no advento das neuroses, uma vez que dele partem as normas que levam à necessidade de reprimir os impulsos instintivos. Existe então na neurose uma tentativa de evitar parte da realidade, substituindo-a — no campo da fantasia — por outras correspondentes aos seus desejos. A fantasia tem um papel de "atenuação" das exigências da vida real. A neurose busca novas opções por meio de regressão a épocas anteriores mais satisfatórias, mas apóia-se, como nos jogos infantis, em parte da realidade, diferente daquela contra a qual teve de se defender, atribuindo a esta parte escolhida uma "significação especial e um sentido oculto que qualificamos de 'simbólico', ainda que nem sempre com plena exatidão".

Enquanto na neurose o conflito básico se dá entre o ego e o id, aparecendo secundariamente a perda da realidade e a necessidade ulterior de sua substituição, a psicose tem sua origem no conflito entre o ego e o mundo exterior, que o priva de desejos e necessidades básicas. O primeiro passo na psicose é a negação desta realidade indesejável e dolorosa, seguida da necessidade de criação de uma nova realidade isenta dos motivos de desgosto, de desprazer, que a anterior oferecia. É também do mundo da fantasia que a psicose vai extrair a matéria-prima para a construção da nova realidade. Os delírios e alucinações são tentativas, à custa do id, de reparação, de reconstrução da realidade, ou seja, tentativas de cura. No entanto, o "novo mundo exterior fantástico da psicose" pretende substituir a realidade externa e este processo de transformação possivelmente encontra "a intensa oposição de poderosas energias (...) A realidade rechaçada tenta provavelmente impor-se continuamente à vida anímica", explicando por que os delírios e alucinações são acompanhados de tanta angústia e sofrimento.

Diz Foucault que ao se retirar para o mundo arbitrário da fantasia, a pessoa procura escapar do constrangimento de seu universo real, mas vai encontrar no mundo mórbido esse mesmo constrangimento, porém transformado, o que dificulta seu reconhecimento.

Existe, portanto, um insucesso na substituição da realidade por outra mais amena. As exigências e a frustração advindas da realidade vão estar representadas "neste novo mundo exterior fantástico", de forma irreconhecível, o que de per si causa angústia. Não se conseguiu escapar do motivo de sofrimento originado pela vida real, uma vez que ele continua presente (embora transformado) no novo mundo. Para livrar-se das presenças incômodas da realidade exterior, que tenta se impor à percepção, e do elemento frustrador que se queria negar, e que se encontra travestido no mundo criado, o sujeito é obrigado a um constante dispêndio de energia, fadado a um fracasso que provoca o intenso sofrimento do psicótico.

Se é aceita a premissa de que o psicótico se retira da realidade a fim de fugir a um mundo frustrante, que o priva de satisfação, é possível aceitar a hipótese de que — para o retorno à realidade — o primeiro passo é a percepção de que esta mesma realidade pode lhe oferecer prazer. Observou-se, nas sessões de musicoterapia, que o paciente faz constantes referências ao prazer, e que, com bastante freqüência, começa a falar coerentemente ao cabo de poucas sessões, o que indica a pertinência da hipótese levantada. Não se pretende com isto afirmar que as sessões de musicoterapia se limitem a divertimento, distração, e "curtição". Sendo terapia, implicam um processo de mudança, de enfrentamento de novas situações, e o ser humano teme o desconhecido. Até mesmo os processos de criação, em que o artista ou o intelectual se empenham na criação do novo, produzem uma ansiedade, um estado de espírito de desassossego, muitas vezes denominado como "doloroso". Os processos criativos exigem um mergulho no inconsciente para a busca dos elementos de fantasia necessários à transformação do real, o que pode ser encarado como uma aproximação ao estado psicótico. No entanto, há uma diferença não só de grau, mas qualitativa, entre esta "dor" e o intenso sofrimento mental da pessoa que perdeu o caminho de volta à realidade.

Para que possa existir este trânsito entre a fantasia e a realidade, é preciso que a pessoa tenha introjetado "objetos bons", como diz Winnicott, que sirvam como suporte para digerir "objetos maus". Caso contrário não haverá motivação para a criatividade, porque a realidade será rechaçada. Supõe-se que a música seja útil para lançar esta ponte entre o mundo real e o da fantasia.

Diz Vetter que a abordagem psicodinâmica encara os distúrbios de linguagem do esquizofrênico de um ponto de vista predominantemente motivacional. O esquizofrênico é motivado a mudar seu discurso com o propósito de se defender da sociedade, possivelmente num esforço para sobreviver, ou na tentativa de remover a ansiedade. Desconectando-se desta sociedade, vista como ameaçadora, sente-se mais seguro. Ao experimentar ser único, rejeitando a sociedade, recorre a modos arcaicos de expressar sentimentos e pensamentos. Usa palavras e símbolos do meio, mas os remodela segundo seu próprio processo psicológico.

Ao abdicar da função egóica de adesão ao mundo real, o psicótico passa a ser regido, em grande parte, pelas leis do processo primário, inerentes ao id. A linguagem então se altera, em decorrência das condenações, deslocamentos e outras características do pensamento desta instância psíquica.

Daí decorrem os fenômenos lingüísticos observados nas esquizofrenias:

— Comunicação de difícil compreensão.

— Linguagem ambígua com tendência à generalização ou uso de termos difusos.

— Palavras usadas inexatamente e freqüentemente com incoerência ou desconexas.

— Sentenças com autocontradição e eufemismos, podendo conter autoreferências e construção impessoal.

Grande parte das anormalidades de comportamento são descritas do ponto de vista psicopatológico, em termos de comunicação, e a terapia, segundo diversos autores, visa melhorar o sistema de comunicação do paciente. O desvio da linguagem socialmente usada torna muito difícil a comunicação com o esquizofrênico através da linguagem verbal, sendo necessário encontrar outro meio para abordá-lo.

Como foi visto anteriormente, a música é uma linguagem não referencial, que não denota significados, portanto. Apesar disto, admite a atribuição de significações conotativas, ligadas à área emocional e influenciadas pelas vivências do ouvinte/intérprete. Por ser uma linguagem, a música é ligada à cultura, o que tem uma dupla conseqüência: 1) os significados conotativos, embora ligados às vivências pessoais, não são irrestritos e ilimitados, por estarem culturalmente inscritos; 2) a pessoa "normal" e a "esquizofrênica" partilham de um código comum, ainda que cada um faça conotações diversas em relação à mesma música.

Além disto, a música possui uma série de qualidades semelhantes ao modo de funcionamento do processo primário e à representação onírica, embora através de sons e não de imagens. Não existe na música a possibilidade de representar relações causais, alternativas, etc. e, por sua própria peculiaridade, ela admite condensações e deslocamentos.

Todo ser humano traz em seu íntimo sensações, sentimentos, emoções, vivências várias que, por serem ambíguas, ambivalentes ou mesmo "polivalentes", são muito difíceis de serem ditas. Qualquer pessoa pode se recordar de situações em que não encontrou palavras suficientemente apropriadas para declarar seu amor a um namorado ou namorada, para descrever o que sentiu no nascimento de um filho ou a emoção provocada por uma obra de arte.

A música, por suas características fundamentalmente não-referenciais, pode expressar vivências intraduzíveis em palavras, a não ser que se criem neologismos. Como diz Copland, a música expressa *moods* "em uma variedade infinitiva de nuanças e diferenças. Pode mesmo apontar para estados de espírito a que não corresponde palavra alguma em língua conhecida". E, se não fosse assim, como diz Carpeaux, não precisaríamos de música.

Pode-se então pressupor que seja mais fácil entrar em contato com o esquizofrênico através da linguagem músical. A música propicia a libertação dos constrangimentos do verbo, do discurso lógico, levando o ouvinte a viajar "para uma terra de sonho", onde se encontram os desejos satisfeitos e os pesadelos mais infernais, de acordo com o compositor Schoenberg. A exteriorização de pulsões, através de uma linguagem capaz de representá-las, traz um alívio de tensão e todo o prazer daí decorrente. Considerando-se o prejuízo da linguagem do esquizofrênico como funcional (um modo de evitar contato com o outro), a conclusão é que não é permanente e que quando se remove a ansiedade é possível recuperá-la.

Verifica-se que após as sessões de musicoterapia o paciente se comunica adequadamente através da linguagem verbal, ocorrendo uma suspensão temporária dos delírios e alucinações, aos quais se refere como problemas decorrentes de seus conflitos psicológicos. As inúmeras referências ao prazer sentido com a interação musical, sugerem que esse prazer suprime temporariamente a ansiedade, proporcionando ao esquizofrênico a oportunidade e o desejo de comunicar-se verbalmente, de forma adequada e pertinente. Torna-se então legítimo levantar a hipótese de que a musicoterapia propicia a abertura de canais de comunicação com o mundo autístico das esquizofrenias, através da vivência do prazer.

CAPÍTULO VI

A ABERTURA DE CANAIS DE COMUNICAÇÃO

A psicose, sob o enfoque psicodinâmico, é encarada como uma tentativa de negação da realidade circundante que ameaça a integridade do indivíduo, representando as alterações do discurso uma defesa contra a sociedade. O sujeito remodela os símbolos lingüísticos da cultura, recorrendo a formas arcaicas de expressão como meio de evitar contato com o outro.

Watzlawick e outros autores que estudam a comunicação do ponto de vista do comportamento, acham que o esquizofrênico tenta "não comunicar", como se estivesse evitando qualquer compromisso face à situação de "duplo vínculo" com que se depara. "Mas, como o disparate, o silêncio, o ensimesmamento, a imobilidade, o silêncio postural ou qualquer outra forma de renúncia ou negação é, em si, uma comunicação, o esquizofrênico defronta-se com a tarefa impossível de negar que está comunicando e, ao mesmo tempo, negar que a sua negação é uma comunicação."

O primeiro problema com que se depara o terapeuta que pretende tratar o esquizofrênico é romper esta barreira de incomunicabilidade levantada pelo paciente. A musicoterapia procura ir ao encontro do sujeito no nível em que o mesmo se situa, aceitando sua expressão sonoro-musical, por mais primária e destituída de criatividade que seja.

O núcleo em torno do qual se desenrola todo o processo musicoterápico é a *ação de fazer música,* ou seja, produzir e organizar sons. A princípio, esta produção sonora pode não ter nenhuma intenção de comunicação, pelo menos a nível consciente, reportando-se apenas ao prazer sensorial da pessoa que toca. Se a pessoa está tocando para si mesma e usufruindo o prazer da própria música, a defesa contra a possibilidade de contato com o outro cai ou, pelo menos, diminui substancialmente. O que está em jogo é o próprio prazer de tocar e não o compromisso com o comunicar-se ou deixar de fazê-lo. Pode-se observar com facilidade como muitos pacientes andam cantando, pelos pátios

79

e enfermarias de hospitais psiquiátricos, pelo mero prazer de cantar. Os comentários feitos pelos pacientes nas primeiras sessões de musicoterapia são preponderantemente referentes ao prazer sensorial da ação de "fazer música" o que indica ser este o aspecto sobre o qual recai o interesse do sujeito.

Apesar de não haver uma intenção explícita de comunicar-se com o outro através dos sons produzidos, estes atingem o sentido da audição, tanto daquele que toca, quanto dos que o cercam. Ao escutar e ser escutado, tem início uma forma rudimentar de percepção do "outro", de algo ou alguém pertencente ao espaço exterior, seja este "outro" o instrumento musical ou uma pessoa. O fato da ação de tocar atingir a audição, leva todos os membros do grupo a compartilharem um espaço sonoro único onde aqueles que permanecem aparentemente passivos estão de algum modo participando do acontecer grupal. A ação individual, isolada, torna-se então uma "ação com", ou seja, começa a estabelecer-se uma relação com o "outro", através do "fazer música".

A mediação da música é facilitadora do estabelecimento de relações interpessoais por propiciar um contato indireto com o grupo social, do qual o psicótico se esforça para se defender. O sujeito está tocando para si mesmo, o que não causa maior ansiedade, mas entra, embora não intencionalmente, em contato com o outro. A aceitação de sua produção musical faz com que, pouco a pouco, comece a referir-se ao prazer de tocar com o outro. Forma-se então o binômio musicoterápico — ação/relação.

Foi observado, no decorrer dos anos de trabalho desenvolvido, que os pacientes, mesmo aqueles com os mais graves quadros de negação da realidade, têm um imenso repertório de músicas veiculadas pelos meios de comunicação, cantando corretamente as letras e as melodias. Até mesmo pacientes catatônicos, a partir do momento que extraem os primeiros sons de algum instrumento, passam a tocar e cantar com o grupo, embora algumas vezes esta participação seja empobrecida.

A ação de tocar traz em si a veiculação de pulsões através de uma atividade psicomotora, que tende a organizar-se espontaneamente dentro das estruturas rítmicas habituais da música popular brasileira. Como a linguagem musical é por definição não referencial, o indivíduo pode expressar pulsões antagônicas sem contradição, sem que a música se torne um disparate ou um contra-senso. A possibilidade de expressar seus conflitos em nível de representação de coisa propicia a transformação de palavra, ou seja, cria a oportunidade de conscientização dos mesmos.

As canções desempenham um papel importante neste processo. A escolha das músicas é feita pelos pacientes livremente, sem planejamento prévio. Surgem espontaneamente, o que significa que estão ligadas ao processo psíquico que se desenvolve no momento na mente do paciente. A música é uma linguagem cultural, o que possibilita ao terapeuta a compreensão do que está sendo comunicado pelo paciente, ou pelo menos proporciona a oportunidade de tentar esclarecer ou interpretar sua comunicação. Note-se que a palavra interpretar não está sendo usada aqui no sentido psicanalítico, de interpretação da transferência, mas no sentido vulgar de uso comum dos falantes.

O uso de uma linguagem comum e a percepção da presença do outro já caracterizam uma intencionalidade comunicativa. O processo musicoterápico então se configura como o trinômio ação/relação/comunicação, que embora intrinsecamente interligado é percebido e conscientizado num processo seqüencial.

O processo musicoterápico apresenta uma grande similaridade com a hipótese defendida por Aulagnier, sobre a evolução da "metabolização" das informações advindas da realidade, que vão culminar na aquisição da linguagem ou introdução na cultura.

Segundo a autora, a atividade psíquica é constituída pelo conjunto de três modos de funcionamento:

— o processo originário, em que "todo existente é auto-engendrado pela atividade do sistema que o representa";

— o processo primário, em que "todo existente é um efeito da onipotência do desejo do outro";

— o processo secundário, em que "todo existente tem uma causa inteligível, tornada acessível pelo discurso".

Cada processo, através de seu postulado básico, vai "forjar uma imagem da realidade do mundo que o cerca e da existência do qual ele é informado, que seja coerente com sua própria estrutura".

A autora sublinha a importância do "escutado" para a entrada em funcionamento de cada processo subseqüente, frisando inclusive a grande presença das alucinações auditivas nos quadros psicóticos.

"A clínica mostra que o objeto-voz, mais freqüentemente que outro pode desempenhar o papel de objeto persecutório; é difícil não nos interrogarmos sobre as razões que lhe concedem este estranho privilégio." Todos aqueles que trabalham com pacientes psicóticos, podem atestar a compulsão a pensar e escutar o pensamento e principalmente as referências feitas às "vozes" quase sempre proclamando ameaças.

Para Aulagnier, a voz materna desempenha um papel primordial para a entrada da pessoa no campo semântico. A importância da voz materna é testemunhada também por Aberastury. Diz ela que as últimas experiências com lactantes mostram que estes reconhecem a voz da mãe desde as primeiras semanas de vida e que este reconhecimento tem um papel de destaque face a outros modos de reconhecê-la. Em sua prática psicanalítica, observa que:

> "O reconhecimento da voz da mãe é uma experiência total, única e precoce. A voz da mãe não é somente a mãe, mas também a mãe de si. A voz da mãe tem o significado de leite que entra pelos ouvidos e, quando se reativam vivências primárias, isto é sentido de maneira concreta, intensa e fisicamente gratificante".

A apropriação do campo semântico se dá a partir da percepção da sonoridade e a voz materna se destaca dentre todos os sons advindos do real. Esta percepção da sonoridade vai percorrer três fases, correspondentes a cada modo de funcionamento do aparelho psíquico. O escutado será dotado de "funções específicas", conforme as finalidades de cada um dos três processos psíquicos. As três fases são denominadas por Aulagnier — "o prazer de ouvir", o desejo de escutar e "a exigência da significação".

O prazer de ouvir é o modo de metabolização da realidade coerente com o originário. Neste processo, os sons advindos do mundo externo não são percebidos enquanto exteriores ao ouvinte, nem dotados de qualquer sentido. São puramente sons, que causarão prazer ou desprazer, dependendo da coincidência com o que é vivenciado pelo recém-nascido no momento em que ouve — um estado de prazer ou desprazer — e da própria qualidade do som — agradável ou desagradável. Nas palavras de Aulagnier,

> "É necessário então, admitir a presença de um prazer de ouvir que não tem, nesta fase, nenhuma relação com a qualidade significativa dos ruídos emitidos pelo meio ambiente, referindo-se apenas à qualidade sensorial do audível".

O prazer de ouvir é o primeiro investimento da linguagem, e sem ele não será possível "abrir caminho a uma segunda forma de percepção do escutado", própria do segundo modo de funcionamento psíquico — o processo primário. Este primeiro prazer é "que transformará o som puro em um signo que fundamenta o sistema das significações primárias".

Sendo postulado do primário que "todo existente é um efeito da onipotência do desejo do outro" e não auto-engedrado pela onipotência do próprio desejo, o som passa a ser um signo do desejo do primeiro objeto — o seio. O processo primário entra em funcionamento como conseqüência da imposição à psique do reconhecimento da existência de "outro corpo, portanto de um outro espaço separado do seu próprio". A sonoridade torna-se então um elemento informativo para o bebê da presença ou ausência do primeiro objeto.

Nesta fase ainda não está integrado o esquema corporal. O corpo é percebido como um conjunto de diversas zonas erógenas, capazes de experimentar e mesmo impor prazer ou desprazer. O experimentado por estas regiões do corpo, não sendo mais fruto do próprio desejo, "dependerá da presença ou ausência do corpo de um outro dotado do mesmo poder". No primário, torna-se condição necessária ao investimento da audição a presença do seio (representante metonímico do outro) unida ao prazer de ouvir. Se a voz da mãe é portadora de prazer, o bebê vai desejar ouvi-la e perceberá que para tal é necessária a presença do seio, este outro corpo dotado de poder de dar ou negar o prazer.

A partir do desejo de escutar, a voz da mãe passa a ser percebida como um signo, não só da presença, mas também do desejo materno. Em relação ao "escutado", o processo primário metabolizará a percepção dos elementos sonoros em sinais que o informam do desejo materno em relação a ele. O que ele vê e escuta é traduzido como a intenção do outro em lhe proporcionar prazer ou desprazer. E só assim o desprazer pode ter um sentido. Se não é provocado pelo próprio desejo, só pode ser decorrência do desejo do outro. A presença da voz será investida ou rejeitada em função de o primário considerar que o seu desejo resultará em prazer ou desprazer para ele.

O núcleo através do qual será "elaborada a linguagem como sistema de significações" é constituído por estes sinais primários. Numa primeira etapa surge, neste processo, a "representação de coisa" e só posteriormente, a "representação de palavra". De acordo com a visão de Aulagnier, "é porque o ouvido começa por ver o escutado que a imagem de coisa e a imagem de palavras poderão fundir-se".

A princípio o primário não tem a possibilidade de usar a representação de palavra, que só aparecerá posteriormente, dando lugar a produções mistas criadas pelo que é definido pelo termo *primário-secundário*. A autora admite, portanto, a presença da representação de palavra, embora de forma incipiente, no processo primário. Mas essa representação deve ser adequada à sua forma de metabolização da realidade, não possuindo ainda o significado mais tarde aceito pelo processo secundário.

Nesta fase, definida pela autora como *primário-secundário*, se dá a entrada em cena do processo secundário, que tem como primeiro objetivo "adequar o discurso que fala a realidade à lógica do primário". E é neste momento que começa a transição do signo primário ao signo lingüístico, marcando o limite da forma de funcionamento psíquico regida pelo postulado primário, já prenunciando a forma de atividade psíquica subseqüente, em que se dá a entrada na linguagem cultural.

O escutado, nesta fase de transição, "só poderá ser fonte de prazer se transformado em mensagem de amor do Outro". E é só o prazer que vai permitir o investimento da linguagem, o desejo de "entender-compreender" o signo enunciado, que permite o florescimento do secundário.

"O secundário exige o reconhecimento de um discurso portador de significações não arbitrárias", logo a entrada no discurso socializado em que a realidade não é mais fruto do desejo da mãe, mas o "conjunto das definições sobre ela formuladas pelo discurso cultural".

Embora "a ilusão do Eu" seja a aquisição do conhecimento do objeto em si, a finalidade do seu trabalho é representar o mundo, estabelecendo entre os seus diversos elementos uma ordem de causalidade que torne inteligível a própria existência do mundo. Com a perda ou negação dos símbolos ou palavras do meio, o psicótico vai representar o mundo de forma peculiar e particular, de acordo com seu processo psicológico.

A coincidência entre o processo musicoterápico e as fases de aquisição da linguagem, levando à entrada no modo de funcionamento do secundário, foi verificada a partir do estudo sobre os comentários dos pacientes nas sessões de musicoterapia.

No período inicial do tratamento, observa-se que o paciente fala apenas sobre seu prazer sensorial, em linguagem pobre, sem fornecer detalhes sobre a ação que o motivou. O paciente não dá mostras de preocupação com o "porquê" do prazer, nem demonstra que perceba que seja devido a estímulos vindos de fora de si mesmo, do mundo real. Isto indica uma postura bastante narcísica, com a relação de objeto em estado muito rudimentar. Alguns exemplos de respostas típicas à pergunta: "O que acharam da sessão?"

— Agradável.

— Estava boa a farra.

— Foi boa, gostei muito.

— Achei um barato, adorei.

— Papo encerrado. Achei a sessão gostosa.

— É... interessante... Gostei.

A principal característica deste primeiro momento é a fruição do prazer sensorial. São feitos também comentários que revelam pensamentos concretos, algumas vezes bastante incoerentes e ambivalentes, tais como:

— É uma ocupação, uma distração, saí da cama, gostei.

— Gostei, mas queria ir embora.

— Um pouco triste mas foi maravilhoso. Onde não há ordem não há progresso.

Não há, nestes comentários iniciais, nada que revele de forma clara a discriminação entre o eu e o outro. Os comentários referem-se apenas ao próprio sujeito, às vezes tratado na terceira pessoa.

— Gostei da musicoterapia, a *pessoa* fica mais alegre, na hora da janta tem mais apetite.

Num segundo momento, aparecem os primeiros sinais de distinção entre o eu e o não-eu e da percepção da necessidade da existência de algo exterior ao eu para que haja o prazer. A fruição começa a ser atribuída à música e, portanto, relacionada a um objeto como se nota nos comentários a seguir:

— Achei ótimo todas as músicas, adoro música.

— O som é bem manero, tô gostando.

— Muito animado hoje o tocamento de instrumentos.

— Bacana o som.

— Achei legal a parte dos instrumentos simples.

— O piano foi um barato, gostei mais do piano e do violão.

O esquizofrênico, segundo Vetter, só tem a experiência dos objetos aos quais pode reagir de um modo concreto e imediato, muitas vezes considerando-os como parte de si mesmo, e não como pertencentes a um mundo exterior e ordenado. O instrumento musical pode ser experimentado como se fosse um prolongamento do próprio corpo; no entanto, para que ele soe, é necessária a ação voluntária e real do sujeito. Trata-se, pois, de um objeto que pertence ao mundo real e precisa sofrer uma ação real do sujeito para soar, mas que pode ser sentido também como parte do próprio sujeito. O som pode ser percebido quase como se fosse auto-engendrado e se reporta ao prazer do sujeito, por envolver tanto a psicomotricidade quanto a audição.

Quando o sujeito se torna capaz de reconhecer que o prazer vem por intermédio de um objeto existente fora de si mesmo (a música e os instrumentos musicais), passa a colocar-se como *agente*, como *sujeito da ação*. A expressão musical se torna mais rica e o indivíduo procura explorar as diversas possibilidades de uso do instrumental.

— Vou experimentar todos os instrumentos.

— Gostei de tocar forte o atabaque, parei porque a mão estava doendo.

— A sessão foi muito boa e "bumbum" eu gostei, Hoje eu gostei muito, bacana hoje, gostei do "bumbum", cantei. (Samba-enredo).

— Achei bom, toquei instrumentos, experimentei o coco. Deixei a visita para vir pra cá.

Os comentários demonstram uma consciência clara do desejo de tocar, cantar, "fazer música". Note-se que o indivíduo se coloca como sujeito da ação e passa a ser o agente do prazer. A *fruição* não vem por ela mesma, não sendo mais autogerada pelo desejo onipotente, mas depende de uma ação voluntária e consciente.

Este momento marca a emergência dos rudimentos de percepção do outro, do grupo, mediada pela música e instrumentos musicais, aparecendo ainda rudimentos de atribuição de significação à ação desenvolvida.

O espaço sonoro é interativo por sua própria natureza, uma vez que o que soa é percebido pelo próprio sujeito e pelo outro. O espaço sonoro é, portanto, intrinsecamente compartilhado e tem a propriedade de comunicar. Tendo o sujeito vivenciado a fruição da etapa anteriormente descrita, em que evolui do "prazer do fazer" para o "fazer do prazer" começa a encarar a música e os instrumentos musicais como representantes ou substitutos do "outro".

Surgem então as primeiras referências, embora de forma indireta, aos demais membros do grupo, às vezes envolvendo, outras excluindo o próprio sujeito.

— Foi bom, *cantaram* "Máscara Negra".

— *Cantaram "Bandeira Branca"*.

— *Começaram* do "ai ai ai ai ai", no meio da música.

— Achei boa, muito barulho, muito som internacional, o que *tocamos* aqui.

— *A gente* misturou um pouco música e ponto de terreiro. Ótimo.

Percebe-se de forma inequívoca, pelos comentários, que a música intermedia a relação com o "outro", desempenha o papel de objeto intermediário da relação grupal com a participação dele mesmo, o que sugere um nível ainda precário de consciência do relacionamento interpessoal que está ocorrendo.

Deste modo parece decisiva a importância do objeto intermediário (música) nesta fase, mediando, facilitando e criando condições favoráveis à vivência e à conscientização das relações interpessoais dentro do grupo.

E isto aparece nos comentários:

— Fico calado mas participo.

— Devia ter troca de instrumentos.

Embora calado, o indivíduo escuta e usufrui da ação grupal, sente-se um membro do grupo. Através da troca de instrumentos é possível aproximar-se do outro.

Ao mesmo tempo em que o indivíduo reconhece o objeto intermediário como representante do relacionamento com o outro, começa a sentir a necessidade de ordenar, harmonizar a produção musical, de "fazer música" que tenha um sentido.

— O instrumento que mais gosto é o pandeiro, mas não sei tocar direito de forma forte e fraca. Toco na igreja que nem palma. Muito boa. (A sessão)

— Enquanto não se conhece o instrumento é difícil até tocar.

— Eu tô batendo na intuição, não sou acostumado a tocar instrumento.

A preocupação com a execução indica um início de atribuição de significação ao fazer musical. Não é mais qualquer som que dá prazer. O som tem que ser organizado como linguagem, tanto para "fazer o prazer" quanto para comunicar-se com o outro.

— Da primeira vez foi mais variado. Sobressaiu alguns instrumentos. É importante nivelar o som. Faltou isto — música, comunicação, canto.

— Foi legal, organizou-desorganizou, organizou-desorganizou.

— Achei bom, se organizasse mais seria melhor.

A vivência prazerosa presente nas primeiras fases conduz os pacientes a um momento subseqüente, que se caracteriza pela referência clara à existência de outras pessoas no grupo. Neste momento é evidente a existência do desejo de escutar o outro, a princípio enquanto agente que utiliza o objetivo intermediário.

Os exemplos que se seguem ilustram esta ocorrência.

— Essa menina sabe muito samba.

— Gostei das músicas que ela cantou. Gostei das músicas da E. Gostei do que ele cantou.

— Gostei do que cantou. Eu não cantei.

— Toquei para eles cantarem.

— Achei o som seco, porque cada um tocou por si e ninguém por ninguém.

Posteriormente começam a ocorrer referências aos relacionamentos intergrupais, já sem a mediação da música. O sujeito pode agora prescindir do objeto intermediário e se relacionar diretamente com e falar diretamente sobre as outras pessoas do grupo.

— Você está doente? Você está triste, nunca te vi assim.

— M. S. me deu força.

— Cada vez melhor, já estou me entrosando.

— Você é um americano inteligente.

— Fiquei triste porque a moça saiu atrás de J.

— Você vem visitar? (referindo-se a uma paciente que saía de alta).

— O pai da E. chegou, por isso ela não veio.

— Foi bom, tava com dor de cabeça, vocês respeitaram.

Observa-se então a ocorrência de fenômeno análogo ao denominado por P. Aulagnier de "exigência da significação". Nesta fase, o paciente já é capaz de falar de si mesmo, de seus sentimentos, suas emoções, suas relações interpessoais dentro e fora do grupo. Durante o período de internação pode-se observar, usualmente, apenas um esboço deste processo que conduz a *insights*. Nos pacientes de ambulatório que passam por um período mais longo de tratamento, tal forma de comunicação torna-se a tônica. Vai ocorrendo, cada vez mais, um aprofundamento num sentido de introspecção, de autoconscientização e crítica da forma de estar no mundo e de se relacionar com as pessoas, a sociedade e a cultura a que o sujeito pertence.

Seguem-se alguns exemplos deste fenômeno, em falas de pacientes internados.

— Você está doente e eu também.

— Foi menos animada que no outro dia, estou com sono. Acho que era eu que estava menos animada.

— Eu participo, mas só Deus sabe como estou por dentro. Deixa eu concluir: estou rindo por fora e chorando por dentro, porque lembro dos meus filhos. Não consigo esquecer.

— Eu aqui estou cansada do hospital. Lá fora vou enfrentar dificuldades. Claro, muito mais aqui dentro. Um tira a roupa, ela leva choque, sujeira, fico horrorizada, quanto tempo estou aqui!

— Aqui não é para ensinar nada, é para extravasar. A musicoterapia ajuda a pôr para fora nosso nervosismo, nossos recalques. A música acalma.

— Ela está triste e eu também estou meio desanimado.

Pode-se então afirmar que o processo musicoterápico começa com a vivência do "prazer do fazer", meramente sensorial, ligado à audição e à psicomotricidade. Há então uma pequena modificação, mas que se reveste da maior significação por revelar o início do reencontro com a própria identidade. O paciente começa a colocar-se como agente, como sujeito da ação de "fazer o prazer" embora ainda para si próprio. A aceitação de sua produção musical pelo grupo leva-o à conscientização da existência da relação com o outro e posteriormente à possibilidade de comunicar-se explicitamente, em linguagem verbal, com os terapeutas e o grupo.

Este processo não é linear, havendo paradas, retrocessos e mesmo insucessos com alguns pacientes. No entanto, em termos da evolução grupal, nota-se que os comentários vão se sucedendo no decorrer do tempo, através das fases descritas. As referências ao "fazer música" estão sempre presentes, por ser este o cerne do processo musicoterápico, mas as falas sobre os próprios sentimentos, emoções, conflitos tornam-se constantes e numericamente superiores nas fases mais adiantadas da terapia. As incoerências do discurso desaparecem e os sintomas psicóticos diminuem consideravelmente, passando a ser encarados como problemas a serem resolvidos.

O processo musicoterápico então parece proporcionar a oportunidade de (re) vivenciar fases muito arcaicas de formação do Ego, mas de uma forma nova. A sonoridade, nesta nova vivência, é introjetada como prazer, levando à possibilidade de relacionamento com o outro e de inserção no discurso cultural.

CAPÍTULO VII

PERSPECTIVAS

Olhando o passado da musicoterapia, esta se apresenta eternamente criança, ensaiando seus primeiros passos. Qual Bela Adormecida é despertada inúmeras vezes pelo príncipe da esperança e volta novamente ao sono, pelo poder da bruxa do desencanto, percorrendo os séculos sem amadurecer nem acumular experiência. O século 20 vê mais um despertar da musicoterapia e suas tentativas de se firmar e sair caminhando.

Apesar da impressão de que a história se repete, o panorama atual é outro. A musicoterapia ressurge pelo mundo afora, com dezenas de roupagens diferentes, provocando mesmo a dúvida se é uma ou se existem várias musicoterapias. Muitas destas experiências tenderão a fracassar, outras serão coroadas de êxito, mas o que marca o momento atual, tornando as perspectivas promissoras, é o intercâmbio de idéias.

No século 20 o mundo tornou-se uma grande aldeia, pelas facilidades de locomoção e incrível progresso dos meios de comunicação. Revistas, livros, publicações percorrem o mundo, transportando idéias de um lado ao outro do globo terreste. A velocidade dos meios de transportes facilita o contato pessoal entre profissionais, em Encontros e Congressos. Através da troca de experiências as idéias amadurecem e se transformam num sentido de crescimento, com o abandono dos caminhos sem saída e a construção daquilo que se mostra promissor. Os cursos de formação de musicoterapeutas, que proliferam pelo mundo, são receptáculos dos conhecimentos acumulados e transmissores desses conhecimentos para novas gerações.

As divergências e desencontros, os pontos de vista diversos ou antagônicos existem e sempre existirão, em todos os campos do saber humano. Na verdade não há saber que esgote a realidade e, muitas vezes as aparentes divergências decorrem do fato de se querer generalizar o que explica um fenômeno de forma parcial.

89

No campo dos tratamentos, a psicofarmacologia, a psicanálise, o behaviorismo, e quantos outros, oferecem recursos diferentes baseados em visões diversas, mas que podem muitas vezes se combinar em benefício do ser humano adoecido.

No que se refere à musicoterapia do século atual, verifica-se que há abordagens teórico-práticas bastante diferentes quanto ao uso da música como forma de tratamento. Mas nota-se também que a musicoterapia de partes do mundo bem distantes entre si, faz por vezes opções teóricas semelhantes e chegam a resultados e conclusões bastante próximas entre si, sem que haja, por vezes, conhecimento prévio do trabalho do outro.

A linha de pensamento que vem sendo desenvolvida no Instituto de Psiquiatria, procurando combinar a visão psicodinâmica com as contribuições dos conhecimentos sobre linguagem e comunicação, encontra adeptos não só entre musicoterapeutas mas ainda junto aos que se dedicam à psicoterapia. As idéias aqui expostas estão longe de serem consideradas definitivas. Há ainda um longo caminho a percorrer durante os próximos e não tão próximos anos. As idéias levantadas são apenas hipóteses, mas apesar disto têm se mostrado fecundas, parecendo dirigir o pensamento por um caminho que esclarece e fundamenta a prática terapêutica.

Resta ainda muito a fazer. O número de casos estudados, embora seja suficiente para indicar a tendência do processo musicoterápico, não permite chegar a conclusões definitivas. É preciso estudar mais casos, por períodos mais longos, verificando inclusive se as histórias de sucesso ou insucesso estão ligadas aos diferentes quadros psicopatológicos.

O estudo sobre o processo musicoterápico propriamente dito está longe de ter se esgotado. É preciso aperfeiçoar e desenvolver as técnicas para conseguir com eficácia a abertura de canais de comunicação que a musicoterapia parece propiciar. O papel do prazer, neste processo, seu porquê e como precisam ainda ser aprofundados. O "brincar" faz parte deste prazer, e as idéias de Winnicott sobre a criatividade e o "terceiro espaço" provavelmente serão de grande valia para a elucidação do processo terapêutico. A visão mais ampla do processo musicoterápico permitirá a revisão dos procedimentos empregados, aprimorando a técnica para a obtenção de melhores resultados.

Há muita coisa a pesquisar e descobrir. Mas, como diz Verdeau-Pailles, o fato de não se poder ainda explicar tudo, não autoriza a negação dos fenômenos observados. E eles estão aí: os pacientes gostam da musicoterapia, usufruem com prazer das sessões e apresentam melhoras inequívocas.

É isto que nos guia e nos gratifica.

ANEXOS

I — COMO SE DESENROLA UMA SESSÃO DE MUSICOTERAPIA

Um dos desafios da musicoterapia é estabelecer um modelo de relatório que permita uma visão clara da dinâmica e da atividade musical do grupo. Como esse modelo ainda não foi encontrado, as sessões são gravadas e acompanhadas por um relatório descritivo, que procura mostrar o que foi feito por cada paciente, além dos momentos de cooperação ou de desentendimento do grupo.

Para ilustrar o que foi exposto teoricamente, serão transcritos três relatórios de sessões que apresentaram situações características do processo musicoterápico.

A primeira sessão é predominantemente rítmica; a segunda apresenta um grande número de músicas populares, principalmente carnavalescas, e a terceira tem cunho eminentemente religioso.

Ficam expostos na sala de musicoterapia os seguintes instrumentos: maraca, afoxé, reco-reco, triângulo, atabaque grande e pequeno, cavaquinho, chocalho, clavas, agogô, castanhola de cabo, pandeiro, violão, ganzá, coco, guizo, tamborim e um piano.

Existe ainda uma aparelhagem de som, usada para gravar as sessões ou, eventualmente, tocar discos ou fitas sugeridos pelos pacientes.

Os móveis consistem em uma mesa, sobre a qual ficam arrumados os instrumentos pequenos, diversos bancos, encostados ao longo das paredes e algumas esteiras. Como o ambiente é muito amplo, habitualmente os pacientes rearrumam os bancos, limitando o espaço onde se desenrola a sessão.

As sessões são coordenadas por um musicoterapeuta, auxiliado por um co-terapeuta e, às vezes, um observador que toma nota do que ocorre. O co-terapeuta e observador, nas sessões descritas, são alunos do Curso de Formação de Musicoterapeutas, fazendo seu treinamento.

As sessões que serão descritas são de um grupo de pacientes internados. O grupo é aberto e os pacientes que saem de alta são substituídos por outros recém-admitidos na instituição. O número de pacientes em cada grupo limita-se a oito. Freqüentemente o número de presentes à sessão é inferior, tanto pelas altas quanto pela ausência de alguns membros do grupo.

93

Para resguardar a identidade dos pacientes, foram escolhidos nomes supostos: as mulheres serão sempre chamadas por nomes iniciados por M e os homens por H.

12ª SESSÃO — GRUPO B

Equipe	Pacientes	
Musicoterapeuta	Horácio	11ª sessão
Co-terapeuta	Hélio	8ª "
Observador	Maria	Faltou
	Márcia	1ª sessão
	Haroldo	1ª "
	Malu	1ª "

Os pacientes, ao entrarem, dispuseram dois bancos, um de frente para o outro, perpendicularmente ao piano e à mesa de instrumentos, ficando entre eles as esteiras.

Sentam-se todos e os novos membros são apresentados.
Malu indaga se pode tocar os instrumentos.

A musicoterapeuta responde afirmativamente, e pergunta ao grupo se gostariam de gravar a sessão. Todos concordam.

Expressão sonoro-musical

Malu e Hélio levantam-se, seguidos pelos outros pacientes, com exceção de Márcia, e dirigem-se à mesa de instrumentos. Malu pega o violão, Hélio o cavaquinho, Horácio o reco-reco, Haroldo o agogô.

A musicoterapeuta tenta estimular Márcia a experimentar algum instrumento, mas esta se recusa, dizendo não saber tocar, nem se interessar por nenhum. A musicoterapeuta e a co-terapeuta escolhem, em seguida, um afoxé e um ganzá, respectivamente.

Cada um experimenta seu instrumento, indiferente aos demais membros do grupo.

Malu, sentada nas esteiras, arpeja o violão, mostrando um conhecimento razoável do instrumento.

A musicoterapeuta senta-se junto a ela, acompanhando-a ritmicamente.

Hélio entrega o cavaquinho a Márcia e apanha um tamborim, que passa a tocar fortemente, atrapalhando a produção musical de Malu e da musicoterapeuta.

Haroldo troca o agogô pelo atabaque grande.

Hélio dirige-se ao piano, no qual continua a tocar com enorme intensidade, abafando todos os demais integrantes do grupo.

Márcia se coloca ao lado de Hélio, enquanto Haroldo se esforça por organizar um ritmo no atabaque.

Malu deixa o violão e experimenta, por pouco tempo, o triângulo.

A musicoterapeuta troca o afoxé pelo atabaque pequeno e procura reforçar Haroldo.

Márcia afasta-se de Hélio e pega uma maraca, tentando entrar no ritmo de Haroldo e da musicoterapeuta.

Hélio sai do piano, pega as castanholas e começa a tocá-las, a princípio descoordenadamente, mas aos poucos integrando-se ao grupo.

O grupo consegue, pela primeira vez, entrosar-se em uma só estrutura rítmica, proposta por Haroldo:

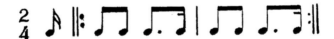

Malu toca o pandeiro, Hélio deixa a castanhola e volta ao tamborim. Horácio toca o afoxé e, em seguida, o chocalho. Márcia continua com a maraca, a co-terapeuta com o ganzá, Haroldo e a musicoterapeuta trocam os atabaques.

Todo o grupo acompanha Haroldo em sua proposta, de uma forma organizada, obedecendo ao andamento e à marcação forte dos tempos, parecendo uma banda rítmica.

Haroldo modifica a célula, não fugindo ao andamento inicial, até chegar a uma nova organização:

Malu troca o pandeiro pelo violão, tentando acompanhar harmonicamente o grupo.

Márcia troca a maraca pelas clavas, continuando a seguir a proposta grupal.

Depois de um longo período de produção rítmica grupal organizada, Malu vai ao piano e percute as teclas fortemente, interrompendo o grupo. Em seguida, pega o violão e começa a tocar, cantando uma melodia suave e harmoniosa.

Hélio troca o tamborim pelo coco e, em seguida, pelo agogô, batendo fortemente no instrumento, confundindo o grupo, numa disputa de liderança com Malu.

O grupo, indeciso, pára de tocar.

Hélio consegue superar Malu, que larga o violão, encarando-o. Este, ao perceber que ela soltara o instrumento, dirige-se à mesa, onde deixa o agogô.

Haroldo lhe oferece o atabaque pequeno e pede o grande à musicoterapeuta.

Hélio procura marcar o mesmo ritmo que Haroldo tocara anteriormente.

Malu tenta tocar o coco, não consegue e pega o tamborim, percutindo fortemente, confundindo novamente a liderança do grupo.

Haroldo, no atabaque grande, procura acompanhar Hélio, que conseguira se sobressair com seu instrumento. O grupo começa a aderir à proposta.

Malu dirige-se novamente ao piano, percutindo fortemente as teclas, como fizera anteriormente.

Haroldo, diante desta situação, se retrai, larga o atabaque e dirige-se à mesa, pegando um triângulo.

Todo o grupo fica indeciso.

Audição

A musicoterapeuta sugere que o grupo ouça a gravação. Todos concordam, recolocam os instrumentos nos lugares e sentam-se para ouvir.

O início da gravação estava meio confuso, tanto pela desorganização do grupo quanto pela presença do cavaquinho que distorcia as sonoridades.

Pela gravação, o grupo percebe nitidamente a tentativa de Malu de cantar, acompanhando-se ao violão, e sendo sabotada pelos instrumentos de Hélio.

Todos escutam atentamente à gravação, tentando identificar os instrumentos que surgiam. No meio das observações, Malu diz que ela e Hélio competiram durante toda a sessão, falando isso com um leve sorriso.

Comentários

A musicoterapeuta pergunta o que o grupo havia achado da sessão.

Malu diz ter achado boa, porque pôde tocar, tendo uma oportunidade dentro do grupo.

Márcia diz também ter achado boa, mas que ainda não tinha tido essa oportunidade.

A co-terapeuta assinala que Malu já tinha um conhecimento de violão.

Malu retoma o instrumento, tocando e cantarolando baixinho a *Ave Maria* de Gounod.

Haroldo pega o atabaque pequeno e marca o andamento com a ponta dos dedos, suavemente.

A musicoterapeuta retoma a avaliação da sessão.

Malu afirma que era uma troca de conhecimentos e que ela pudera experimentar instrumentos que nunca tinha tocado.

Márcia diz ter achado divertido, que as horas passaram rápido. Sugere dar um nome ao conjunto e propõe chamar uma pessoa muito amiga dela, que tocava nos "Originais do Samba", para ficar no seu lugar.

Haroldo diz ter achado o início um pouco "embolado".

A musicoterapeuta pergunta a Malu por que ela havia tocado o piano tão fortemente no meio da sessão.

Malu, dirigindo-se ao piano para exemplificar, responde que queria fazer um "deslize" pelas teclas — sinalizando com as mãos — mas que não tinha conseguido.

A musicoterapeuta pergunta se o grupo estava se ouvindo, nos momentos de "embolação".

Malu responde que todos estavam experimentando os instrumentos para saber "qual é".

Márcia acha que o grupo ainda está iniciando e, por isso, ficou um pouco "embolado".

Hélio sugere que podiam aprender a tocar os instrumentos.

A musicoterapeuta pergunta se eles acham que a musicoterapia era para aprender a tocar.

Hélio responde que sim, que ele não sabe tocar violão e aí pode aprender.

Haroldo diz que vê as coisas de outra maneira. Que ele achava "aquilo fundamental", pois além de estarem se tratando, a musicoterapia ajudava a passar as horas e que podiam se distrair (fala pausada e explicativamente).

A musicoterapeuta encerra a sessão.

Observações

Esta sessão caracterizou-se por ser predominantemente rítmica. Todos os instrumentos disponíveis foram utilizados, exceto o guizo.

As improvisações rítmicas do grupo desenvolveram-se em torno de duas células, criadas por um paciente — Haroldo.

Percebe-se que Malu tenta, várias vezes, liderar o grupo: inicia a sessão sugerindo pegar os instrumentos; depois do período inicial de experimentação dos instrumentos pelo grupo, tocando o violão e, após o período de integração rítmica grupal, novamente ao violão.

Hélio procura sabotá-la através do uso de instrumentos em grande intensidade, sendo bem-sucedido nas duas ocasiões.

Haroldo exerce o papel de líder, conseguindo organizar o grupo. O próprio Hélio aceita sua liderança e procura imitá-lo, para tentar também sua oportunidade de liderar, no que é impedido por Malu. Esta parece não suportar um papel secundário e luta por conseguir sobressair-se no grupo, interrompendo os momentos grupais de organização.

A proposta da musicoterapeuta de ouvir a gravação faz com que o grupo tome consciência da situação ocorrida.

É preciso notar que nesta sessão havia três pacientes iniciais, o que contribui para a predominância da atividade rítmica.

13ª SESSÃO — GRUPO B

Equipe	Pacientes	
Musicoterapeuta	Horácio	12ª sessão
Co-terapeuta	Hélio	9ª "
Observador	Maria	9ª "
	Márcia	2ª "
	Haroldo	2ª "
	Malu	2ª "

A sessão inicia-se com Malu e Hélio dirigindo-se à mesa onde mexem em vários instrumentos, sem pegar nenhum.

A musicoterapeuta sugere que arrumem a sala. Os bancos são colocados em semicírculo.

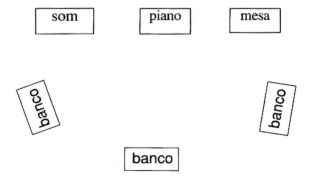

Expressão sonoro-musical

Malu senta-se e começa a chorar, dizendo que queria ir embora do hospital, pois ali se sentia como se estivesse em uma prisão.

Maria, no mesmo instante, também começa a pedir para ir embora, com tom de voz e atitude bastante infantil.

Horácio, após a arrumação dos bancos, vai até a mesa, pega os guizos, tocando-os por pouco tempo. Troca pelo cavaquinho, volta para sentar-se e dedilha o instrumento com mais intensidade do que nas sessões anteriores.

Hélio pega o violão e senta-se junto a Maria, tocando o instrumento e conversando com a moça, alternadamente.

Márcia, junto à mesa, experimenta os sons de vários instrumentos de percussão.

Malu, ainda lacrimejante, dirige-se ao piano e toca em intensidade média, completamente indiferente ao grupo.

Maria, que continuava reclamando, levanta-se, indo na direção da musicoterapeuta, amuada e choramingando, dizendo que queria ir embora.

A musicoterapeuta, após tentar fazer com que ela mudasse de atitude, pede à co-terapeuta que a acompanhe de volta à enfermaria.

Haroldo, que estava sentado ao lado da musicoterapeuta, comenta a saída de Maria e vai até a mesa, pegando o atabaque pequeno. Começa, então, a fazer uma marcação do gênero do surdo de escola de samba, acentuando os primeiros tempos:

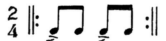

Começa a cantarolar baixinho uma melodia.

A musicoterapeuta sugere que cante mais alto, para que todos ouçam.

O grupo reúne-se em volta de Haroldo, que cantava o samba-enredo da Imperatriz Leopoldinense, e começam a acompanhá-lo, tocando e cantando.

Malu tocava os cocos, Hélio o violão, Horácio sem instrumento, Márcia trocando diversos instrumentos de percussão, a co-terapeuta com o triângulo e a musicoterapeuta com a maraca.

Malu troca o coco pelo chocalho e, por instantes, passeia pela sala, como se estivesse desinteressada, mas acaba voltando para o grupo, sentando-se no chão, de frente para Haroldo.

A co-terapeuta, vendo-a sentando-se no chão, pega as esteiras, forrando para que as duas se sentassem, e continua a tocar o triângulo. A musicoterapeuta senta-se também nas esteiras, junto às duas.

Márcia manda que Hélio troque o violão, porque estava atrapalhando naquele momento em que todos batucavam.

Hélio obedece e pega um pandeiro, sentando-se ao lado de Haroldo e dividindo com ele a marcação rítmica, chegando a produzir alguns diálogos. O ritmo se enriquece:

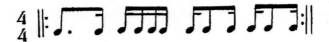

Horácio pega as clavas e tenta acompanhar o grupo.

Márcia canta e dança animadamente, continuando a trocar de instrumento, mas fixa-se mais nos guizos e na maraca.

Continuam a surgir músicas carnavalescas: "Índio quer apito", "Ô coisinha, tão bonitinha do pai".

Quando Haroldo começa a esmorecer, ela pede que ele toque mais, e diz que precisa relaxar, porque estava muito tensa. Pega então um tamborim e retoma o "pique" do grupo, cantando: "Água no feijão que chegou mais um... chegou mais um... chegou mais um".

Quando terminam a música, a musicoterapeuta dá início à avaliação.

Comentários

A musicoterapeuta pergunta o que acharam da sessão.

Márcia começa a falar, dizendo que havia gostado muito e se sentido mais à vontade do que da outra vez. Afirma que estava muito tensa no princípio, mas que depois melhorou. Diz que "um sambinha não faz mal a ninguém".

Haroldo repete que a atividade faz muito bem ao grupo, pois podiam se distrair e se divertir, frisando que isto é fundamental para eles.

Hélio e Horácio dizem apenas ter gostado.

Malu concorda que foi boa.

Haroldo comenta que receberia alta na próxima quinta-feira, mas que queria adiá-la para a segunda-feira seguinte.

Malu pega o violão e começa a tocar, não participando mais da avaliação.

Márcia, após a notícia da alta de Haroldo, diz que também iria receber alta, mas não sabia bem o dia certo.

Haroldo pergunta a Malu por que ela só estava tocando músicas tristes no violão.

Malu responde que gosta daquelas músicas.

A musicoterapeuta procura mostrar a dificuldade de Malu e Márcia aceitarem a alta de Haroldo. Depois de mais alguns comentários sobre os demais membros do grupo, encerra a sessão.

Observações

Nesta sessão há um equilíbrio entre as produções rítmicas e melódicas. O grupo canta bastante e há alguma dança, mostrando maior descontração, o que surge nos comentários, com Márcia como porta-voz.

Haroldo confirma sua liderança e capacidade de aglutinar o grupo e seu papel é aceito por todos, não tendo havido tentativas de sabotagem, como ocorrera na sessão anterior.

Hélio mostra-se bastante cooperativo. Malu, nesta sessão, encontra-se muito deprimida, o que baixou sua capacidade de iniciativa. Nos comentários não se refere à própria depressão, mas comunica-a através das "músicas tristes" que toca e diz gostar.

Além disso, a notícia da alta de Haroldo parece ter perturbado Malu e Márcia, que reagiram, cada uma a seu modo.

A primeira, tocando o violão, numa negação do que ouvira, e a segunda, dizendo que também iria sair: não sofreria a perda do companheiro, portanto.

23ª SESSÃO — GRUPO B

Equipe	Pacientes		
Musicoterapeuta	Herberto	6ª	sessão
Co-terapeuta	Hilário	2ª	"
Observador	Hilton	2ª	"
	Heitor	1ª	sessão
	Holair	1ª	"
	Mirtes	1ª	"
	Marina	1ª	"
	Míriam	1ª	"

Os pacientes entram e arrumam os bancos e esteiras, mostrando-se muito cooperativos.

Expressão sonoro-musical

Hilton pega o ganzá e o sacode, mostrando-o para Holair, sentando-se, em seguida.

Hilário pega os guizos; Mirtes o violão; Heitor o tamborim, Holair o atabaque grande.

A musicoterapeuta pergunta se querem gravar a sessão. Respondem:

— Como a senhora quiser.

A musicoterapeuta diz que a decisão não é dela, mas do grupo todo. Concordam em gravar. Hilário senta-se na esteira.

Hilton inicia, cantando baixinho uma música. Mirtes começa a tocar o violão e canta, com voz firme e afinada, um hino religioso.

O grupo o acompanha.

Herberto, de pé, toca o reco-reco. Holair marca, no atabaque, os tempos fortes da canção. A musicoterapeuta, sentada num banco, acompanha com o pandeiro e a co-terapeuta, na esteira, toca as clavas.

Nesse momento entra Míriam. A musicoterapeuta interrompe por um instante a atividade do grupo para apresentar a nova integrante.

Míriam pega a maraca, senta-se na esteira e diz para Herberto sentar-se também. Este obedece imediatamente.

Mirtes canta outro hino religioso. O grupo a observa, sem tocar os instrumentos. Míriam pergunta se não pode tocar nada. Todos ouvem Mirtes cantar o hino, cujo refrão tem os seguintes versos:

"Para onde irei?
Para onde fugirei
Para os confins do mar?"

Quando Mirtes termina toda a letra, o grupo começa o acompanhamento instrumental. Após o fim da canção, Hilário pega o violão de Mirtes.

Heitor apanha uma baqueta que estava no chão e a entrega a Hilário.

Mirtes entrega a Míriam um folheto, contendo uma mensagem religiosa, e esta o lê em voz alta. O grupo fica atento à leitura e, no final, todos respondem "Amém".

Hilário entrega a Míriam um cartão (com o telefone de seu irmão). Esta pergunta se é para ler e se querem que faça uma oração. O grupo troca idéias e resolve cantar outro hino, por sugestão de Mirtes. Míriam pergunta se pode escolher o que vão cantar. O grupo concorda e ela começa outro hino religioso, sendo acompanhada por todos, que tocam e cantam juntos.

Em seguida, Holair diz que é sua vez de cantar e entoa uma canção, também de cunho religioso, com voz grave e firme, marcando os tempos no atabaque grande.

Todos acompanham: Hilton com o ganzá, Heitor com o tamborim (cantando timidamente), Hilário com o vilão, Mirtes com a maraca, a musicoterapeuta com o pandeiro e a co-terapeuta com as clavas.

Herberto larga o reco-reco e deita-se na esteira. Hilário tenta levantá-lo, mas Míriam interfere, dizendo para deixá-lo deitado. Herberto senta-se e começa a marcar o ritmo com palmas.

Míriam pega as castanholas e pergunta à musicoterapeuta como usá-las. Todos acompanham o hino que Holair continua a cantar e tocar.

Quando este termina, irrompe Marina pela sala, dizendo que sabe tocar o pandeiro. Dirige-se à musicoterapeuta, que lhe entrega o instrumento.

Mirtes começa um novo hino. Marina marca o ritmo no pandeiro, fazendo variações e tocando com grande desenvoltura. Hilton pega o tamborim e depois o cavaquinho, tentando acompanhar Mirtes e mostrando-se muito interessado. A musicoterapeuta acompanha com palmas. O grupo todo manifesta grande entrosamento e cooperação.

Agora é a vez de Marina cantar um hino. Míriam levanta-se e diz que vai experimentar "tudo o que tem direito". Pega o ganzá e senta-se na esteira.

Todo o grupo acompanha Marina.

Quando esta termina, Mirtes começa imediatamente outro hino, sendo acompanhada por todos, com exceção de Heitor, Hilário e Hilton, que trocam instrumentos entre si.

Míriam levanta-se novamente e pega o triângulo, dizendo: "Eu já falei que vou experimentar de tudo, porque nunca tive essa chance".

Mirtes começa mais um hino. Míriam sugere que depois passem para Roberto Carlos, pois assim podem "louvar a Deus de outro jeito". Mirtes concorda e continua cantando seu hino religioso. Os demais não conhecem a letra e limitam-se a acompanhá-la com os instrumentos.

Hilário e Heitor saem da sala para irem ao banheiro e retornam em seguida com a co-terapeuta, que fora ao seu encontro.

Mirtes termina o hino e Míriam torna a insistir em Roberto Carlos, perguntando quem vai sugerir alguma música. A própria Mirtes sugere "Jesus Cristo". Míriam, demonstrando impaciência, comenta que cantou "muito Cristo". No entanto, Marina aceita a sugestão de Mirtes e canta a música. Os demais não sabem a letra.

Míriam insiste na mudança de tema: "Ninguém sabe cantar 'O calhambeque?' Puxa, uma música tão conhecida". Marina canta o refrão.

Herberto sugere outra que nenhum conhecia e Holair propõe um samba. Míriam dez que já suspeitava de seu gosto, pois ele "já pegou o instrumento do samba" (o atabaque).

Marina canta: "Eu não desisto assim tão fácil, meu amor" (Fábio Jr.). Holair acompanha no atabaque grande. Heitor pega o atabaque pequeno e marca o ritmo que está sendo feito.

Holair, em seguida, sugere um samba e dá início à marcação, no atabaque, demonstrando grande satisfação em fazê-lo. Hilário pede o atabaque a Heitor, que pega o agogô. Marina toca o pandeiro. Míriam escolhe o reco-reco, a musicoterapeuta está com o triângulo e a co-terapeuta com as clavas. O ritmo está bem entrosado. Holair canta um samba-enredo. A musicoterapeuta levanta-se e estimula o grupo à movimentação corporal. Míriam e Marina aderem à dança. Hilton também levanta-se e faz passos. A co-terapeuta, de pé, marca o ritmo com as clavas e os pés. Herberto também se une ao grupo, dançando e tocando o tamborim. Todos dançam, com exceção de Mirtes.

De repente, o grupo pára de tocar. Apenas Heitor mantém a marcação. Alguns momentos depois, Míriam incita "mais um, mais um". Holair entra com outro samba. O grupo o acompanha, imediatamente, com grande entrosamento, organizando-se, inclusive, em coro, durante os refrões. Hilton pega a maraca e agita entusiasticamente. Heitor esboça um sorriso, mantendo a marcação rítmica no atabaque. Míriam samba descontraidamente. Todo o grupo se movimenta, dançando pela sala, fora dos limites determinados pelos bancos, com exceção de Mirtes, que permanece sentada, com o chocalho.

Quando a musicoterapeuta assinala o fim da sessão, Míriam exclama: "Que pena, tudo o que é bom termina logo."

Comentários

Holair comenta que toca na bateria da Beija-Flor, enquanto o grupo enrola as esteiras e coloca os instrumentos nos lugares, aparentando todos grande descontração.

A musicoterapeuta pergunta o que acharam da sessão.

Hilton dá nota 10.

Marina afirma que toca pandeiro desde pequena.

Herberto pergunta se a sessão foi gravada. A musicoterapeuta responde que sim, mas que só poderão ouvir a gravação na sessão seguinte, porque não há mais tempo, está quase no horário do outro grupo.

Heitor: "Achei boa".

Hilário fala de planos de trabalho.

Míriam, abordando o tema da religião, que predominara durante a maior parte da sessão, diz: "Vou de vestido para a igreja de minha mãe depois troco de roupa e vou tocar pandeiro".

Marina: "O mal dessas igrejas é isso: não se pode andar de calça comprida, não pode se pintar..."

Mirtes diz que não concorda com elas, pois "eu também não uso, não pelo pastor, mas porque meu coração não deixa".

Marina acha que calça comprida não tem nada de mais.

Míriam: "Cada roupa para cada situação. Isso é que os pastores não entendem. Querem impor a vontade humana e Deus deu liberdade".

Heitor, mudando de assunto, diz que também é seresteiro.

Marina, voltando ao tema, diz: "Eu sou crente".

A musicoterapeuta assinala que houve muita música religiosa na sessão porque vários membros do grupo eram religiosos, crentes, e encerra a sessão.

Observações

Temos aqui um exemplo de uma situação bastante freqüente, qual seja a presença de pacientes "crentes", que procuram manter a sessão em clima religioso. Alguns desses pacientes são mais flexíveis, e aceitam cantar outro tipo de música que que não os hinos de sua igreja (como Marina). Outros são bastante rígidos (como Mirtes) e não participam de qualquer atividade além de cantar hinos e, às vezes, se retiram da sala se surgem, por exemplo, pontos de macumba.

As músicas religiosas costumam ser muito bem aceitas por todos os pacientes. Habitualmente a passagem do hinário à música popular dá-se através do "Jesus Cristo", de Roberto Carlos.

É de se notar o papel de Míriam nesta sessão. Quando chega, Mirtes domina o grupo com hinos religiosos. Ela pergunta se "não pode tocar nada", mas aceita a liderança de Mirtes: lê mensagens religiosas, escolhe outro hino (bem como Holair e Marina). Cabe a ela a mudança da temática da sessão, insistindo várias vezes para que se cante Roberto Carlos.

Marina, durante a sessão, sinaliza esta atitude, cantando "Eu não desisto assim tão fácil".

Depois da instalação do samba, todos aderem.

Na hora dos comentários, Míriam mostra sua posição crítica em relação à Igreja, expressa através das roupas:

"Vou de vestido à igreja (...) troco de roupa e vou tocar pandeiro."

"Cada roupa para cada situação (...) Deus deu liberdade."

Todo o clima da sessão foi bastante alegre e com grande entrosamento. A animação foi tanta que não houve tempo para a audição e não foi possível aprofundar os comentários.

II — A TESTIFICAÇÃO MUSICAL

Em relação à pesquisa do musicante, referida no Capítulo IV, serão transcritas duas testificações — uma de pessoa considerada normal e outra de pessoa considerada esquizofrênica.

Ficavam presentes, na sala das audições, a musicoterapeuta, o testando e o operador de VT, que gravou todos os testes. A aparelhagem de som ficava aparente. Havia duas cadeiras — uma para o entrevistador e outra para o entrevistado, em posições que permitiam a filmagem.

Além disso, existia uma mesinha baixa, com instrumentos musicais, para uma segunda parte da testagem.

Aqui serão expostas apenas os relatórios da primeira parte dos testes, referente à audição de estímulos musicais, porque ainda não está completo o estudo sobre o uso do instrumental.

Entrevistado A

A musicoterapeuta e o entrevistado entram e sentam-se. A musicoterapeuta explica que irão ouvir quatro trechos distintos e que entre um e outro há um intervalo para que ele possa dar sua opinião sobre o escutado. *A* permanece desencostado, cotovelos nos joelhos, atento à explicação.

A musicoterapeuta levanta-se para ligar o gravador. *A* encosta-se, cruza as pernas.

Trecho I

Quando se iniciam os sons de água, leva a mão ao rosto, olha o gravador, tapa a boca com a mão e olha para o chão.

À medida que as batidas vão se sucedendo, mastigação, pré-vocais, resmungos, mexe-se um pouco na cadeira, mexe na bainha da calça, descruza e cruza pernas, ajeita-se e olha em torno da sala.

Quando começa o riso feminino, imobiliza-se. No choro, cruza as mãos, continuando imóvel.

Ao ter início a canção de ninar, estica as pernas, parecendo mais descontraído, e permanece imóvel até o fim da gravação.

Após um pequeno silêncio, pergunta:

A — Acabou?

Mt — Acabou.

A — Sabe o que eu achei? que... como música...

Mt — Como música...

A — Tem ritmo.

Mt — Hum...

A — Parecia uma batida de coração.

(Silêncio)

A — Parecia mais uma vida.

Mt — Uma vida?

A — Uma vida. Com o som de água, depois da água começou o coração a bater, daí ela cresceu, começou a respirar, começou a aprender... coisas, a achar graça das coisas, depois viu que não tinha nada a ver com aquilo e começou a chorar, depois ela pediu para... sair daqui, pediu ajuda de alguém pra... fazer esquecer... aquela vida. Essa pessoa ajudou, fazendo com que ela adormecesse, saindo.

Mt — Como você se sentiu ao ouvir esta gravação?

Mt repete a pergunta.

(Silêncio)

A — Sabe... parece que uma pessoa...

(começa o Trecho II)

... que... tem medo da vida.

Trecho II

Mt — Essa é a segunda.

A está encostado, olha para a musicoterapeuta e sorri abertamente. Ouve a gravação batucando de vez em quando nos joelhos, de vez em quando sorrindo aprovadoramente para a musicoterapeuta.

Alguns segundo após o fim da gravação, pergunta:

A — Terminou?

Mt — Terminou.

A — Bem alegre.

Mt — Bem alegre.

A — Só que... o final... o final das coisas sempre acaba triste. Bom, sabe, o final é triste. Como eu já falei, o princípio alegre sempre tem que terminar deste jeito, triste. Sopra o apito, sabe, o apito triste, terminando as coisas.

Mt — É triste porque é apito ou porque está terminando?

A — Por que está terminando.

Mt — Como se sentiu ao ouvir esta gravação?

A — Bem. Bem alegre, a não ser no final...

Mt — A não ser no final...

A — Não sei que... se... Deu pra perceber... é que... Tava conversando um negócio antes, que você tava falando aí.

Mt — Hum.

A — Mas que eu me lembro, começou com o apito também. Começou com um apito alegre, eu acho, pra incentivar, pra começar. Começou, todo mundo deu força, tava tudo bem, todo mundo na alegria...

(começa o Trecho III)

A — ... mas depois, no apito final...

Trecho III

Mt — É a terceira.

A permanece imóvel durante toda a audição. Apenas no momento de um agudo feminino, coça o nariz, o queixo, cerrando, depois, as mãos. Assim que termina, exclama:

A — Horrível!

Mt — Horrível.

(Silêncio)

Mt — Qual foi a primeira idéia, a primeira coisa que passou pela sua cabeça ao ouvir esta gravação?

A — Escuridão.

Mt — Escuridão.

(Silêncio)

A — Trevas.

(Silêncio)

Mt — Trevas.

(Silêncio)

A — Morte, vazio.

Mt — Como você se sentiu ao ouvir esta gravação?

A — Horrível.

Mt — Horrível.

A — Me senti muito mal.

Mt — Mal.

(Silêncio)

A — Terrível.

(Silêncio)

A — Achei... a pior coisa que possa existir, é isso.

Mt — A pior coisa?

A — É.

Mt — É uma música para os mortos, mesmo.

(Silêncio)

A — Pros mortos?

Mt — Para as vítimas de Auschwitz.

A — Hum, hum...
(Silêncio)
A — Foi a pior das três, foi essa.
Mt — Foi a pior.
(Silêncio)

Trecho IV
Mt — Última.
A permanece encostado, pernas abertas. Vez por outra olha em torno, ou para a musicoterapeuta, para quem sorri. De vez em quando marca suavemente o ritmo com os dedos ou com a perna. Assim que a gravação termina, diz, sorrindo:
A — Legal!
Mt — Legal. Qual foi a primeira idéia que passou pela sua cabeça ao ouvir esta gravação?
A — Levantou o espírito.
Mt — Levantou o espírito.
A — Foi calma. Levantou o astral. Foi legal essa música.

Entrevistado B
Enquanto a musicoterapeuta dá as explicações, *B* permanece com o corpo curvado em sua direção, balançando a cabeça, em concordância.

Trecho I
A gravação tem início. *B* olha em torno, constantemente, piscando bastante.
Ao se iniciar o ruído respiratório, respira mais fundo, remexe-se na cadeira, coça várias vezes o nariz.
Imobiliza-se nos resmungos, riso e choro. Quando este cessa, sorri para a musicoterapeuta.
Quando tem início a canção de ninar e o choro começa a diminuir, pergunta à musicoterapeuta:
B — Isso é aquela menina, né?
Mt — Que menina?
B — Aquela menina que tava aqui. Aquela menina que saiu daqui.
Mt — Não, isso é uma gravação feita antes.
B cala-se, coça o nariz, olha para o chão como se procurasse alguma coisa.
Ao terminar a gravação, *B* fala espontaneamente, após breve silêncio inicial:
B — Aquela menina que saiu daqui, aquela que foi a última a sair, ela falou de coisa natural.
Mt — Coisa natural.
B — Coisa natural, assim de pele.

(Silêncio)

B ri.

Mt — Você achou que era ela quem estava chorando?

B — É, eu achei que foi ela.

(Silêncio)

Mt — Qual foi a primeira coisa, a primeira idéia que passou pela sua cabeça, ao ouvir esta gravação?

B — Primeira coisa?... Foi um negócio assim, natural.

Mt — Como você se sentiu ouvindo esta gravação?

B — Me senti batendo ali (aponta um tambor). Eu senti um troço, um medo, um medo, sabe? De aceitar uma coisa, de não aceitar.

Mt — Que medo foi esse?

B — Um medo que dá em mim.

Mt — Por quê?

B — Por causa da minha necessidade (algo inaudível) necessidade... um medo.

Mt — Você tem medo da necessidade?

B — É.

Mt — Que necessidade?

B — Necessidade não sei de quê... (interrompido pelo início do Trecho II).

Trecho II

B fica sentado. Volta e meia olha em torno, de vez em quando dá uma série de piscadelas dos olhos.

(Silêncio de cerca de 30 segundos.)

Mt — Qual foi a primeira idéia, a primeira coisa que passou pela sua cabeça, ao ouvir esta gravação.

B — Primeira coisa?

(Faz gesto de trocar instrumentos, levanta e mostra os instrumentos.)

Foi esse... a batida desse... negócio aqui! Desse aqui e desse...

Mt — Tarol?

B — É, tarol.

Mt — Como você se sentiu ouvindo esta gravação?

B — Como é que eu me senti? Como se fosse Carnaval, né? O som do Carnaval.

Mt — Como é que você se sente com o som do Carnaval?

B — Como é que eu me sinto? Eu me sinto apreciando, olhando... olhando os outros bater. Aonde tem a parte da bateria eu fico só olhando.

(Silêncio)

Trecho III

B, sentado, com as mãos cruzadas, olha para a câmera, para o gravador,

111

em torno, pisca muito, respira fundo. No momento do agudo feminino, olha a musicoterapeuta e pergunta:

B — Isso é música de que? É meio assombrosa.

Mt — Assombrosa?

B — (inaudível). Um tipo de medo. Assusta...

Mt — Assusta?

(Concorda com a cabeça, ri discretamente.)

Continua a ouvir, piscando de vez em quando.

Após o término da gravação, silêncio inicial.

Mt — Qual foi a primeira coisa, a primeira idéia que passou pela sua cabeça ao ouvir esta gravação?

B — Deve ser aquela menina... Aquela menina que estava aqui.

Mt — Que menina?

B — Aquela menina que saiu... Aqui dentro não faz barulho. Lá fora não faz barulho... Eu escutava ela batendo nos instrumentos.

Mt — Como você se sentiu ouvindo esta gravação?

B — Eu me senti meio assustado. Logo que ela começou, eu me assustei. Parece assim... estas coisas... esses filmes destas casas abandonadas. Que a gente bota uma cruz assim!... Pra sumir...

Mt — Pra sumir?

B — É.

Mt — O que é que tem na casa abandonada?

B — Tem esses troços de morcego...

Mt — Morcego?

B — É. Esses troços que assusta... Aí, eu escutei o barulho assim... igual... filme de terror.

Mt — Filme de terror.

B — É.

Mt — É.

Mt — É música contemporânea.

B — Eu sonhei ontem com cemitério... isso aí... de cemitério. Quando eu fico meio (ininteligível) com o remédio, eu não sonho. Meu pensamento é tal que parece... (interrompido pelo Trecho IV.)

Trecho IV

B balança a cadeira, pisca, aponta o gravador e fala quase todo o tempo com a musicoterapeuta, gesticulando e com mímica facial expressiva.

B — Isso aí eu sei o que é! É valsa. É bonita também. Eu não gostava não.

Mt — E agora, está gostando?

B — Tô gostando. (Fala inaudivelmente várias vezes.)

Parece um homem e uma mulher dançando, um negócio assim...

Cala-se e ouve o resto da gravação, sorrindo de vez em quando. Assim que termina, diz:

B — Esses instrumentos de orquestra, né? Aquelas orquestras... Orquestra é instrumento, né?

Mt — É. Orquestra é com vários instrumentos que tocam juntos.

B — Mas isso tudo é uma orquestra, né? (aponta a mesa de instrumentos).

Mt — Isso não chega a ser uma orquestra.

B — É pequena... uma orquestra pequena.

Mt — É...

B — Né?

Mt — A orquestra precisa dos músicos também.

B — Justo.

Mt — Os músicos tocando instrumentos.

B — Justo.

(Silêncio)

B — Então, desde o momento que tenha instrumento musical pode ser chamado orquestra.

Mt — É um pouquinho diferente, mas o que te passou, ouvindo esta música, foi uma orquestra, não é?

B — É.

Mt — Como você se sentiu ouvindo esta gravação?

B — Eu me senti como se estivesse olhando... olhando o homem e a mulher dançando... Aquele balé... É, é...

Mt — Sim...

B — Balé é a mesma coisa que isso aí...

Mt — Hum, hum.

B — Tá vindo só esse pensamento... Ele dançava com ela assim...

Mt — Como você se sentiu ouvindo?

B — Me senti assim, como se estivesse vendo...

O entrevistado *A* é um rapaz de 18 anos, considerado normal. O entrevistado *B* é um homem de 37 anos, diagnosticado como esquizofrênico.

Em relação ao Trecho I, verifica-se que os dois enfatizam o ritmo (A: "Tem ritmo", "Parecia uma batida de coração". B: "Me senti batendo ali — tambor), presente durante toda a gravação. *A* descreve a vida de "uma pessoa que não gosta, que tem medo da vida", procurando integrar os diversos elementos sonoros do trecho. *B* fala de uma "menina que saiu daqui", que "falou de coisa natural". Busca uma pessoa concreta e fala dos elementos que compõem o trecho como naturais. Ele próprio sentiu o medo que *A* atribui a uma pessoa imaginária.

Em relação ao Trecho II, *A* não se refere a Carnaval, o que ocorreu com quase a totalidade dos entrevistados, tanto normais quanto esquizofrênicos.

Tanto *A* quanto *B* referem-se aos instrumentos (*A*: "[..] um apito alegre [...] pra incentivar [...] todo mundo deu força". *B*: "Foi esse [...] a batida desse ... etc). O primeiro, genericamente; o segundo, mostrando concretamente. Nenhum dos dois faz maiores elucubrações ou fantasias.

No Trecho III os dois entrevistados se referem a horror, mostrando um claro desagrado, sendo que *B* refere-se a cemitério, casas mal-assombradas e *A* fala em morte, silêncio, trevas, escuridão. O desagrado dos dois é evidente.

O Trecho IV tem um efeito tranqüilizante sobre os dois (*A*: "foi legal", "Levantou o astral", "Levantou o espírito". *B:* "[...] o homem e a mulher dançando").

Embora em todos os trechos os dois entrevistados fizessem referências análogas, as imagens verbais dos dois são bastante diferentes, principalmente pela necessidade de concretude demonstrada por *B*.

III — EVOLUÇÃO DE PACIENTES

Para ilustrar o desenvolvimento do processo musicoterápico será descrita a evolução de três pacientes, até o momento da alta, sendo analisadas as seis primeiras sessões. Dois destes pacientes apresentaram progressos sensíveis em sua participação e um deles não apresentou melhora alguma.

Caso 1

O. N., 33 anos, sexo masculino, solteiro, pardo, natural de Minas Gerais, lavrador, analfabeto, católico, residente em Nova Iguaçu.

Do prontuário:

• Motivo da internação: "paciente em estado de catatonia. Não apresenta pseudoflexibilidade cérea.* Passa o dia inteiro parado em um canto, de pé. Só fala nomes de pessoas e animais, sem qualquer nexo. Negativismo".

• Hipótese diagnóstica: 295.2 — Esquizofrenia catatônica.

O paciente ficou internado 37 dias e participou de 12 sessões de musicoterapia.

1ª Sessão: O paciente toca mecanicamente os instrumentos, de forma empobrecida e linear, sem variações rítmicas ou exploração das possibilidades sonoro-expressivas dos mesmos. Inicia com o chocalho, que toca por pouco tempo, em seguida o pandeiro, que usa por mais tempo e, finalmente, o tamborim. Não acompanha o ritmo da produção sonoro-musical do grupo e não sugere canções ou ritmos. Permanece sentado no mesmo lugar durante toda a sessão.

Na parte dos comentários, diz apenas que "é uma ocupação, uma distração, saí da cama".

Nesta 1ª Sessão observa-se que o paciente restringiu-se, de forma apreensível, à *ação de tocar,* parecendo alheio à produção grupal, voltado para si próprio. Vale, ainda, observar que o paciente já faz uso do instrumento

---

* Diz-se do paciente catotônico em que é possível fazer como que uma "modelagem em cera". Colocado numa posição, ele nela permanece.

musical (objeto intermediário) embora de forma narcísica, sem demonstrar portanto, que o reconheça como algo pertencente ao mundo externo.

Nos comentários, refere-se apenas ao aspecto da ocupação e lazer propiciado pelo *setting* musicoterápico.

2ª Sessão: Na 2ª Sessão toca inicialmente o tamborim e, em seguida, o atabaque, de forma linear, repetitiva e sem variações. Permanece durante toda a 1ª parte da Sessão (expressão sonoro-musical) sentado no mesmo lugar, mesmo quando os outros membros do grupo dançam. Não sugere canções ou ritmos.

Na hora da avaliação troca de lugar e diz apenas: "Gostei". Não responde à pergunta de outro paciente sobre de quê havia gostado mais.

Não há modificações aparentes em relação à 1ª Sessão, a não ser o fato de ter introduzido o atabaque e ter mudado de lugar na hora dos comentários finais.

3ª Sessão: Logo no início da 3.ª Sessão, O. dirige-se à mesa onde estão dispostos os instrumentos e escolhe o pandeiro. Senta-se e passa a tocar como nas duas sessões anteriores, de forma repetitiva e linear. No decorrer da sessão, por mais duas vezes, levanta-se e dirige-se à mesa, escolhendo, sucessivamente, o ganzá e o agogô, voltando a sentar-se sempre no mesmo lugar. Não sugere canções ou ritmos.

Na hora dos comentários, diz: "Não estou entendendo muito bem, pode pegar instrumento e *não sabe* muito bem tocar, como pode ser de outra forma?". Neste momento os comentários do grupo referiam-se a uma suposta desorganização na produção sonoro-musical. Ao ser perguntado sobre o que achou da sessão, diz apenas: "Agradável".

Com relação ao uso que O. faz dos instrumentos não é apreensível nenhuma mudança na forma de tocar, linear e sem variações. Contudo, já se observa nos seus comentários uma referência explícita ao objeto intermediário (os instrumentos musicais), como também uma primeira tentativa, ainda rudimentar, de atribuir uma significação à própria ação — "o fazer música".

4ª Sessão: O., nesta sessão, elege o agogô como seu instrumento e o toca do início ao fim, de forma repetitiva. Permance sentado no mesmo lugar. Não sugere canções ou ritmos. Não dá mostra de querer acompanhar a produção sonoro-musical do grupo.

No momento dos comentários, diz: "Achei bom, achei boas as músicas. Não entendo bem, fico calado, mas participo".

Nesta sessão já é apreensível uma pequena mudança na sua forma de tocar, embora ainda repetitiva. Pela própria natureza do instrumento que elege — o agogô — instrumento este que apresenta uma variação de altura, esta repetição já resulta, sonoramente, de forma não tão linear. Parece que o próprio paciente apercebe-se disto, pois não troca de instrumento durante toda a sessão, e reafirma, nos seus comentários, o prazer proporcionado pelo uso do objeto intermediário, além de demonstrar uma percepção da música do grupo. De forma ainda rudimentar, O. refere-se ao grupo ("fico calado, mas participo") e à sua necessidade de perceber o sentido do "acontecer musicoterápico".

5ª Sessão: Nesta sessão, O. escolhe inicialmente o agogô, em seguida passa um curto período sem nada tocar. Posteriormente escolhe o tamborim, que toca até o fim da sessão. Não sugere canções ou ritmos e não apresenta variação na sua forma de tocar.

No momento da avaliação, nada fala.

É observável que O., nesta sessão, parece retrair-se. Tal fato é apreensível pela pouca *ação,* ligação com o objetivo intermediário, bem como pela negação de comentar a sessão. Isto sugere uma resistência ao processo terapêutico, talvez pelo fato de ter-se exposto mais na sessão anterior, o que, por si, representaria uma ameaça ao seu isolamento autístico.

6ª Sessão: O. escolhe os mesmos instrumentos da sessão anterior — agogô e tamborim — e os toca, tentando acompanhar o ritmo da produção sonoro-musical do grupo. Permance sentado no mesmo lugar. Não sugere canções ou ritmos.

Na hora da avaliação, diz: "Foi bom. Tava com dor de cabeça, respeitaram".

Quando alguém do grupo lhe sugere que deveria se comunicar mais, O. responde: "Sempre fui assim. Podia ganhar mais se falasse, mas não entendo bem as coisas".

Outro paciente pergunta-lhe o mês de nascimento e O. responde: "Nasci em outubro".

É interessante observar que O. elege os mesmos instrumentos da sessão anterior e na sua forma de tocar é apreensível uma preocupação e atenção com o que se passa a seu redor, na música do grupo. Pela primeira vez demonstra querer acompanhar o ritmo grupal, o que sugere um maior nível de consciência do "outro" (do não-eu).

Pelos comentários, podem ser observados os seguintes aspectos:

• uma mudança da postura narcísica e o reconhecimento do outro (grupo), de forma positiva ("respeitaram");

• já fala dos seus problemas ("podia ganhar mais se falasse..."), o que demonstra uma confiança emergente em relação ao grupo.

O. freqüentou ainda mais seis sessões de musicoterapia. Foram observadas pequenas modificações em relação a este paciente, o que se reveste de especial significação, por tratar-se de um paciente em estado catatônico, que passava o dia todo deitado na enfermaria, tendo como única atividade ir para as sessões de musicoterapia duas vezes por semana. Em relação ao que consta no prontuário — seu registro de admissão hospitalar (negativismo, hipobulia, incoerência, hipopragmatismo, memória e inteligência preservadas, hipotenacidade*, pensamento vazio e empobrecido), os resultados obtidos parecem relevantes.

Caso 2

A. M., 30 anos, sexo feminino, casada, preta, natural do Ceará, doméstica, 1º grau incompleto, católica, residente em Padre Miguel. Tem três filhos entre 5 e 8 anos.

Do prontuário:
• Motivo da internação: "insônia, agressividade, sintomas catatônicos".
• Hipótese diagnóstica: 295.3 — Esquizofrenia paranóide.

A paciente ficou internada 33 dias e participou de 11 sessões de musicoterapia.

1ª Sessão: A., no início da sessão, toca o violão e, em seguida, o pandeiro, utilizando ambos os instrumentos de forma pouco criativa e repetitiva. Retira-se cedo.

2ª Sessão: Toca o pandeiro durante quase todo o tempo, interrompendo por um breve período, para experimentar o piano. Ao voltar, senta-se em lugar diferente do inicial. Embora toque de maneira repetitiva o pandeiro, faz um diálogo rítmico com a musicoterapeuta, mostrando satisfação em comunicar-se.

No momento em que ocorre uma suspensão da ação musical do grupo, aproveita o silêncio e diz que quer retirar-se, mas permanece até o fim da sessão. Canta junto com o grupo, mas não sugere canções nem ritmos. Tenta interessar E. S., que cochila.

Nos comentários, diz apenas: "Quero dizer que quero ir embora para minha casa. Vou na sexta-feira".

Nesta sessão a paciente consegue permanecer todo o tempo e comunicar-se com a musicoterapeuta através do objeto intermediário (pandeiro) e participar do grupo através das canções. No entanto, seus comentários parecem revelar um completo desinteresse pelo grupo e pela ação musical grupal, demonstrando estar voltada para si própria.

3ª Sessão: Chega atrasada. Toca inicialmente o violão e, em seguida, o coco, durante bastante tempo cada um, sugerindo um ritmo no coco que é desenvolvido pelos demais membros do grupo. Permanece sentada no mesmo lugar durante toda a sessão. Canta junto com o grupo, mas não sugere canções.

Na avaliação, diz: "Achei bem mais animada, porque a E. está acordada. "Ontem estava preocupada com as crianças. Tenho três (filhos). São gêmeos. Tô doida para ir embora".

---

*Termo de psicopatologia que designa as pessoas incapazes de concentrarem a atenção em alguma coisa.

Há um ligeiro aumento da criatividade da paciente, que já sugere um ritmo e lidera (por um período) o grupo. Na fala, refere-se diretamente a outra paciente do grupo. Resvala da realidade, ao dizer que os filhos são gêmeos.

4ª Sessão: Chega muito atrasada. Senta-se no mesmo lugar da sessão anterior e permanece sentada, tocando chocalho de forma repetitiva durante quase toda a sessão. Vai ao piano, experimenta durante um breve período, voltando ao mesmo lugar e ao chocalho. Canta junto com o grupo, mas não oferece sugestões.

Nos comentários, diz: "Gostei, mas queria ir embora". Diz que está com saudade. "Está boa a farra. Cantaram 'Bandeira Branca' (a música foi 'Máscara Negra'). "Estava dormindo".

Retira-se antes do fim, dizendo que vai descer para ver a irmã que vem visitá-la.

Nesta sessão há uma diminuição no nível de participação da paciente, que toca de forma repetitiva e não faz sugestões. Isto se reflete nos comentários, quando se refere apenas de forma indireta ao grupo ("Cantaram").

5ª Sessão: A. chega no horário e permanece até o fim tocando durante toda a primeira parte da sessão. Usa o tamborim e o agogô. Senta-se no mesmo lugar que nas sessões anteriores. Canta junto com o grupo, assobia acompanhando algumas canções e sugere duas músicas. Cochila durante alguns minutos.

Nos comentários, diz: "Foi menos animada que no outro dia. Estou com sono. Acho que era eu que estava menos animada".

Concorda com outro paciente, que diz que as sessões anteriores tinham "mais conjunto rítmico" (percussão mais intensa).

Nesta sessão já se percebem algumas mudanças. A paciente cumpre todo o horário da sessão, sem mostrar desejo de retirar-se em nenhum momento. Apesar do sono e dos cochilos, mostra-se bastante participante, acompanhando o grupo e fazendo sugestões. No comentário, percebe que a impressão de menos animação da sessão é decorrente de sua própria falta de animação, provocada pelo sono.

6ª Sessão: A. senta-se e permanece no mesmo lugar das sessões anteriores, levantando-se apenas para pegar os instrumentos. No início da sessão toca bastante o pandeiro e depois o oferece à musicoterapeuta. Pega o violão e explora suas possibilidades sonoras. Canta junto com o grupo, assobia e acompanha-se com percussões corporais. Sugere cinco músicas.

Nos comentários, diz: "Passou rapidinho. Apesar de poucas pessoas, foi animado". "É seu namorado? E aqueles beijos" (para E.S.).

Nesta sessão observam-se mudanças significativas na paciente. Tem um alto grau de participação e de relacionamento no grupo. Demonstra, nos comentários, o prazer sentido na ação e na relação com o grupo, dirigindo-se diretamente, a uma das pacientes, de forma brincalhona.

A paciente permaneceu no grupo por mais cinco sessões. Como se pode observar, nas primeiras sessões usava os instrumentos de forma repetitiva e mostrava-se alheia ao grupo. No decorrer das sessões, foi-se mostrando mais atuante e participante, sugerindo músicas, cantando, acompanhando e emitindo suas opiniões de forma moderada e pertinente, no momento dos comentários. Apresentou uma curva de evolução positiva no processo musicoterápico.

Caso 3

M.B., 25 anos, sexo masculino, solteiro, branco, natural de Minas Gerais, madeireiro, 1º grau completo, residente em Ipanema.

Do prontuário:

• Motivo da internação: sua família internou-o porque o paciente agrediu sua irmã.

• Hipótese diagnóstica: 295.1 — esquizofrenia hebefrênica, ou 295.6 — esquizofrenia residual.

O paciente ficou internado 44 dias, até obter alta médica, tendo continuado por mais tempo no hospital em virtude de os parentes não terem vindo buscá-lo.

Participou de nove sessões de musicoterapia.

1ª Sessão: M. escolhe o ilu (atabaque grande), que toca displicentemente durante um bom tempo. Em seguida, experimenta o pandeiro, da mesma forma. Perambula pela sala, trocando diversas vezes de lugar. Não canta ou sugere ritmos ou canções.

No momento dos comentários, diz: "Eu não falo, sou meio surdo de língua", "O som é bem maneiro, tô gostando", "Não sei (se vai continuar a freqüentar a musicoterapia)", "Que horas são?", "Aqui é recinto fechado, lá as portas abertas".

Observa-se que o paciente, na sua relação com os instrumentos, demonstra estar voltado para um "tocar" ensimesmado, não sendo apreensível nenhuma relação com a produção sonoro-musical do grupo. Parece vivenciar sentimentos claustrofóbicos, talvez pelo próprio contexto grupal, revelado pela preocupação com a hora e a dúvida entre voltar ou não.

2ª Sessão: O paciente senta-se à parte, toca timidamente os instrumentos, não canta, não sugere músicas. Aproxima-se do grupo somente ao se iniciarem os comentários. Diz: "Enquanto não se conhece o instrumento, é difícil até tocar".

Nesta sessão evidencia-se sua dificuldade em se expressar diante de outras pessoas. É como se fosse necessário ao paciente um conhecimento técnico do uso de instrumentos musicais para que pudesse se comunicar com o grupo. Tem-se a impressão de que o paciente procura controlar suas atitudes, talvez por não confiar na sua capacidade de produzir sons que pudessem ser aceitos pelo grupo. Sua única frase refere-se, provavelmente, a estas dificuldades.

Sua atitude de isolamento em relação ao grupo também aponta no sentido da atuação de mecanismos de defesa, com a finalidade de "protegê-lo" no relacionamento com outras pessoas. Tem-se a impressão de que o paciente apresenta grande dificuldade de relacionamento, parece estar convicto de que as pessoas do grupo o estão rejeitando, defende-se através do isolamento.

3ª Sessão: Toca chocalho todo o tempo. Não troca de lugar. Não canta, não sugere atividades.

Nos comentários, anda pela sala, parecendo não estar interessado em prestar atenção ao que se fala. Diz: "Não gostei também (da sessão)".

Fica patente sua dificuldade de relacionar-se com os outros. O bloqueio da auto-expressão é observável claramente durante toda a sessão. Parece "incomodado" dentro do *setting* musicoterápico.

4ª Sessão: Toca reco-reco. Não muda de lugar durante todo o tempo. Não sugere atividades, não canta. Apenas pergunta o nome do instrumento que está tocando (o reco-reco).

Nos comentários, diz: "O que você acha? (para N.).

5ª Sessão: Sai no início.

A desmotivação, o desinteresse em vivenciar relacionamentos interpessoais dentro do grupo musicoterápico atingem o ponto de impedir a sua permanência ao lado destas pessoas.

6ª Sessão: O paciente toca ilu, pandeiro e piano. Anda pela sala. Não canta. Não sugere músicas.

Nos comentários, diz: "Eu toquei um pouquinho".

Parece haver, nesta sessão, uma tentativa de acompanhar o grupo. O paciente tenta expressar-se através da produção musical. Se dá conta de sua produção ("Eu toquei um pouquinho"). Tem-se a impressão de que conseguiu isto com grande esforço, aparentemente também para agradar às outras pessoas do grupo.

Esta evolução, dentro do processo musicoterápico, ocorre com alguns pacientes. Tem-se a nítida impressão de que, após uma fase em que o paciente parece conseguir entrosar-se com o grupo, surgem mecanismos de defesa que agem no sentido de impedir a sua produção musical e, posteriormente, a sua comunicação, o que termina prevalecendo, ocasionando a não continuidade do tratamento. Muitos outros pacientes reagem da forma oposta, prevalecendo o desejo de auto-expressar-se e relacionar-se com o grupo.

Para os pacientes do primeiro grupo, acreditamos que uma alternativa poderia ser o atendimento individual.

BIBLIOGRAFIA

Fontes Diretas

1. Aberastury, A e Alvares de Toledo, L.G., "La música y los instrumentos musicales". *Revista de la Associación Psicanalitica Argentina.* T. XII, nº 2.
2. Altshuler, I, "Four year's experience with music as a therapeutic agent at Eloise Hospital". *The American Journal of Psychiatry.* vol. 100, 1944, pp. 792-794.
3. Alvin, J., *Musicoterapia* (trad. para o espanhol de E.M. de Vedia). Buenos Aires, Argentina. Paidós, 1967.
4. Alvin, J., "Music and therapy", *The World of Music.* vol. 16, nº 2, 1974, pp. 3-16.
5. Arveiller, J., *Des Musicothérapies.* Editions Scientifiques et Psychologiques, Isy-les-Moulineux, França, 1980.
6. Aulagnier, P., *A violência da interpretação: do pictograma ao enunciado.* Imago, Rio de Janeiro, 1979.
7. Azevedo e Silva, L.F., "Uma abordagem psicoterápica para o paciente psicótico". Tese de mestrado, inédita, 1985.
8. _____ . "Algumas considerações a respeito do uso da música em psicoterapia de pacientes psicóticos". Inédito. IPUFRJ, 1983.
9. Bandler e Grinder, *A estrutura da magia — um livro sobre linguagem e terapia.* Rio de Janeiro, Zahar, 1977.
10. Banfi, C.B., "Musicoterapia em Saúde Mental", *Boletim da Associação Brasileira de Musicoterapia*, nº 11, 1981.
11. Barthes, R., *Elementos de semiologia.* São Paulo, Cultrix.
12. Benenzón, R.O., *Manual de Musicoterapia.* Barcelona. Buenos Aires, Paidós, 1981.
13. _____ , *Musicoterapia en la psicosis infantil.* Buenos Aires, Paidós, 1976.
14. Benenzón, R.O. e Yepes, A, *Musicoterapia en psiquiatria.* Barry, Buenos Aires, 1972.
15. Bennett, R., *Uma breve história da música.* Rio de Janeiro, Zahar, 1986.
16. Bion, *Volviendo a Pensar.* Hormé, Buenos Aires, 1977.
17. Bunt, L.G.K. e Hoskyns, S.L., "Perspective on Music Therapy Research in Great Britain". *Journal of British Music Therapy.* vol. I, nº 1, 1987, pp. 3-6.
18. Butler, B., "Psychothérapie musicale de groupe". *Annales de Psychothérapie (Musicothérapie).* Suplement au nº 9, T.V, 1974, Ed. ESF.

19. Carpeaux, O.M., *Uma nova história da música*. Rio de Janeiro, Zahar, 1958.
20. Cassity, M.D., "The influence of a Music Therapy Activity upon peer aceeptance, group cohesiveness and interpersonal relationship of adult psychiatric patients". *Journal of Music Therapy*, vol. XIII, T.2, 1976, Kansas.
21. Coplan, A., *Como ouvir e entender música*. Rio de Janeiro, Artenova, 1974.
22. Crowcroft, A., *O psicótico — compreensão da loucura*. Rio de Janeiro, Zahar, 1971.
23. Cumston, C.G., *Histoire de la médicine — Du temps des pharaons jusq'au XVIII siècle* (traduction de Madame Dispan de Floran). Paris, La Renaissance du Livre, 1931.
24. Darbes, A. and Schrift, D., "The effect of Music Therapy on three groups of hospitalized psychiatric patients as measured by some clinical and observational methods". *Bul. of National Association for Music Therapy*, vol. VI, T. 2, 1957, Kansas.
25. Ducourneau, G., *Introduction à la musicothérapie — la communication musicale: son rôle et ses méthodes en thérapie et en réeducation*. Toulouse, Édouard Privat Ed., 1977.
26. Eco, U., *Obra aberta!*. Perspectiva, São Paulo, 1971.
27. Foucault, M., *Doença Mental e Psicologia*. Rio de Janeiro, Tempo Brasileiro, 1975.
28. Freud, S., *Toten y Tabu, in Obras completas*. Tomo II, pp. 1745/1850, (trad. Luiz Lopes — Ballesteros y de Torres), Madri, Biblioteca Nueva, 1981.
29. _____, *Neurosis y psicosis. Idem.* Tomo III, pp. 2742-2744.
30. _____,, *La perdida de la realidad en la neurosis y en la psicosis. Idem.* Tomo III, pp. 2745-2747.
31. _____,, *La interpretación de los sueños. Idem*, Tomo I, pp. 343-713.
32. Guilhot, M.A. *et alii.*, "Avant-propos". *Annales de Psychothèrapie* (Musicothèrapie), Supplément au nº 9, T.V, Paris. ESF, 1974.
33. Guiraud-Caladou, J.M., *Musicothérapie, Parole des maux — Réflexions critiques*. Paris, Van de Velde,1983.
34. Hadsell, N., "A Sociological Theory and approach to music therapy with adult psychiatric patients". *Journal of Music Therapy*, vol. XI, 1974, Kansas.
35. Jakobson, R., *Essais de Linguistique générale*. Paris, Ed. de Minuit, 1963.
36. _____,, *Lingüística e comunicação*. São Paulo, Cultrix, 1970.
37. Jellison, J.A., "The frequency and mode of inquiry of research in music therapy, 1952-1972". *Bul. of the Council for Research in Music Education*, nº 35 (win. 73), pp. 1-8.
38. Laban, R., *O Domínio do Movimento*. São Paulo, Summus, 1978.
39. Lacan, J., "A instância da letra do inconsciente ou a razão desde Freud", *in Estruturalismos*.
40. Laplanche, J; Pontalis, J.B., *Vocabulário da Psicanálise*. São Paulo, Martins Fontes, 1986.
41. Lecourt, E., *La pratique de la musicothérapie*. Paris Les Editions , ESF, 1980.
42. Leibowitz, R., *Shoenberg*. São Paulo, Perspectiva, 1981.

43. Mendes Barcelos, L.R., "As etapas do processo musicoterápico" (inédito), curso no Conservatório Brasileiro de Música.
44. Morente, M.C., *Fundamentos de filosofia — lições preliminares*. São Paulo, Mestre Jou, 1967.
45. Moura Costa, C., "Música e Psiquiatria". *Psiquiatria Hoje*, nº 4, ano 9, julho/agosto, 1984.
46. _____,, "Linguagem musical e processo terapêutico". *Psiquiatria Hoje*, ano 10, nº 2, março/abril, 1985.
47. _____,, "A linguagem musical no tratamento de esquizofrênicos". Apresentado no *XI Congresso Internacional de Psiquiatria Social*, mesa redonda: Musical Esthetics and World Harmony, Rio de Janeiro, 1986.
48. Moura Costa, C. e Sampaio Vianna, M.N., "Musicoterapia — música e linguagem nas esquizofrenias". *Revistas do Corpo e da Linguagem*, vol. II. nº 6, 153-157, março, 1984.
49. _____, "Musicoterapia — grupos de pacientes psiquiátricos internados por períodos breves". *Jornal Brasileiro de Psiquiatria*, 31 (3): 185-194, 1982.
50. _____, "Musicoterapia — uma pesquisa sobre sua utilização para pacientes esquizofrênicos". *Jornal Bras. de Psiq.*, 33(3):178-185, 1984.
51. _____, "Musicoterapia no ambulatório do Instituto de Psiquiatria da UFRJ". Apresentado no *III Simpósio Brasileiro de Musicoterapia*, Rio de Janeiro, fev. 1985.
52. _____, "Música— uma linguagem terapêutica para psicóticos", *Revista da Associação Brasileira de Psiquiatria e da Associação de Psiquiatria da América Latina*, vol. 7, nº 27, pp. 163-167, out./nov./dez., 1985.
53. Moura Costa C., Sampaio Vianna, M.N. e Azevedo e Silva, L.F., "Valor terapêutico da musicoterapia para pacientes esquizofrênicos". Apresentado no *XVII Congresso Nacional de Psiquiatria, Neurologia e Higiene Mental*. Campo Grande, MS, nov. 1985.
54. Moura Costa M.C., Sampaio Vianna, M.N., Azevedo e Silva, L.F. e Cravo de Almeida, H., "O valor da musicoterapia nas esquizofrenias e do serviço social psiquiátrico no tratamento das patogenias comunicacionais familiares". Relatório enviado à FINEP — abril de 1987. — Inédito.
55. Nolan, P., "The use of guided imagery and music in the clinical assessment of depression" (Hahnemann Medical College and Hospital). Index of theses completed in Music Therapy (1980-1981), *Journal of Music Therapy*, vol. XIX, nº 1, Spring, 1982.
56. Paz, J.C., *Introdução à música de nosso tempo*. Duas Cidades, São Paulo, 1976.
57. Portella Nunes, E., *Obsessão e Delírio: Neurose e Psicose*. Rio de Janeiro, Imago, 1976.
58. Raynor, H., *História Social da Música — Da Idade Média a Beethoven*. Rio de Janeiro, Zahar, 1981.
59. Ribas, J.C., *Música e medicina*, São Paulo, Edigraf, 1957.
60. Sampaio Vianna, M.N.; Moura Costa, C. e Azevedo e Silva — "Musicoterapia — la importancia del lenguage musical para psicóticos". Apresentado no *III Congreso Mundial del Niño Aislado*, Buenos Aires, 1987.

61. Sigerist, H.E., *Civilization and Disease*. University of Chicago Press, Phoenix Books, 1962.
62. Szasz, T.S., *Esquizofrenia, o símbolo sagrado da Psiquiatria*, Rio de Janeiro, Zahar, 1978.
63. Tyson, F., *Psychiatric Music Therapy — Origins and Development*. Nova York, Fred Weidener & Son Printers. Inc., 1981.
64. Verdeau-Pailles, J., *La musique et l' expression corporelle en thérapeutique psychiatrique*. Paris, Masson, 1982.
65. Verdau-Pailles, J. e Guiraud-Caladou, J.M., *Las tecnicas psicomusicales activas de grupo y su aplicación en psiquiatria*. Barcelona, Ed. Cientifico-Medico,1979.
66. Vetter, H *et alii*, *Language behavior in schizophrenia*. Springfield, Illinois, Charles Thomas Publ., 1968.
67. Watzlawick, F. *et alii*, *Pragmática da comunicação humana. Um estudo dos padrões, patologias e paradoxos da interação*. São Paulo, Cultrix, 1981.
68. Winnicott, D.W., *O Brincar e a Realidade*. Rio de Janeiro, Imago, 1975.
69. Woodcock, J., "Towards group analytic music therapy". *Journal of British Music Therapy*. vol. I. nº 1, 1987.

Fontes Indiretas

1. Audeoud (1964), "L'apport psichothérapeutique de la musique pour la rééducation des enfants inadaptés". *Sauvegarde de l'enfance*, vol. 19, nº 1-2, pp. 38-50.
2. Binet, A. et Courtier, J. (1897), "Influence de la vie emotionalle sur le coeur, la respiration et la circulation capillaire". *L'Année Psychologique*, vol. 3, pp. 65-126.
3. Bouvier de Lamotte, C. (1976), "Refléxions philosophiques. La musicothérapie et son rapport avec la démarche analytique". *Bulletin de L'A.R.A.T.P.*, nº 2, pp. 28-30.
4. Broklesby, R. (1979), *Reflections on Ancient and Modern Music with Application to the Cure of Diseases*. Londres, Cooper Ed.
5. Browne, R. (1729), *Medicina Musica*, Nottingham, John Crooke Printer.
6. Burton, R. (1632), *The Anatomy of Melancholy*, Oxford (versão espanhola — Madri, Espasa Calpe, 1947).
7. Chomét, H. (1846), *The Influence of Music on Health and Life* (trad. do francês por Laura Flint, Nova York, 1975).
8. Dellaert, R. (1967), "Expression musicale d'un processus thérapeutic. *"Confinia Psichiatrica*, vol. 10, pp. 95-112.
9. Despine, P. (1880), *Etude Scientifique sur le Somnambulisme, sur les Phénoménes qu'il Présente et son Action Therapeutique dans Certaines Maladies Nerveuses, du Rôle Important qu'il Joue dans l'Epilepsie, dans l'Hystérie et dans les Névroses dites Extraordinaires*. Paris, Savy.
10. Dormoy, E. D. (1968), "Importance du rythme en rééducation des enfants", *in Les rythmes*. pp. 169-179, SIMEP, Lyon.
11. Esquirol, E. (1838), *Des Maladies Mentales*. Paris, J. B. Bailliére.
12. Feré, C. (1901), "L'Influence du Rythme sur le Travail". *L'Année Psychologique*. Vol. 8, pp. 49-106.

13. Gabi, M. et Jost, J. (1972), *Détente psycho-musicale en odonto-stomatologie. Musique et sophrologie. Relation médecin-malade.* Paris, Malone.
14. Gall, F. J. (1819), *Anatomie et Phisiologie du Système Nerveux en Général et du Cerveau en Particulier.* Paris, N. Maze.
15. Graves, M et Caux, D. (1974), "Une discipline du corps et de l'esprit". *Chroniques de l'Art Vivant,* n° 45, pp. 32-37.
16. Guilhot, M. A.; Guilhot. J; Jost, J. et Lecourt, E. (1973), *La musicothérapie et les méthodes nouvelles d'association des techiniques.* Paris, Editions ESF.
17. Hirsch, T. (1966), *Musique et réeducation. Expériences de thérapie musicale avec des enfants profondément débiles.* Delachaux et Niestlé, Neuchâtel.
18. Ireland, W. (1894), "On the affections of the musical faculty in cerebral diseases". *Annales Medico-Psychologiques.* Vol. 5, pp. 111-114.
19. Leuret, F. (1840), *Du Traitement Moral de la Folie.* Paris, J. B. Bailliére.
20. Mentz, F. (1897), "Die Wirkung Akustischer Sinnesreize auf Puls ind Athmung" (tr. de V. Henri) *L'Année Psychologique,* vol. 3, pp. 390-401.
21. Mojan, B., s/d (séc. 19), *Sur l'Utillité de la Musique* (trad. do italiano). Fournier, s/d.
22. Moreau de Tours, J. (1845), *Du Rachisch et de l'Aliénation Mentale. Etudes Psychologique.* Paris, de Fortin, Masson & Cie.
23. Patrizi, M. L. (1897), "Primi Esperimenti intorno all'influenza della musica sulla circolazione del sangue nel cervello umano". *Dritter Intenationaler Congress für Psychologie in München,* 1896, pp. 176-177.
24. Pinel, P. (1801), *Traité Médico Philosophique sur l'aliénation Mentale ou la Manie.* Paris, Richard, Caille & Ravier.
25. Ritti, A. (1898), "Le Spetacle et la musique chez les alienés". *Annales Medico - Psychologique,* vol. 8, pp. 510-516.
26. Sapir, E. (1921), *Language.* Nova York.
27. Tissot, C. J. (1978), *De l'Influence des Passions de l'Ame dans les Maladies, et des Moyens d'en Corriger les Mauvais Effets.* Paris, Amand.
28. Vyl, M. (1968), "Expression corporelle au départ du stimulus musical", *in Psychopathologie de l'expression.* Suppl. à *l'Encéphale,* vol. 57, n°6, pp. 12-15, Ed. Doin Paris.
29. Willems, E. (1970), *Introduction à la Musicothérapic,* Ed. Pro. Musica, Bieme (Suíça).